# お尻年齢リセット術

松尾タカシ著

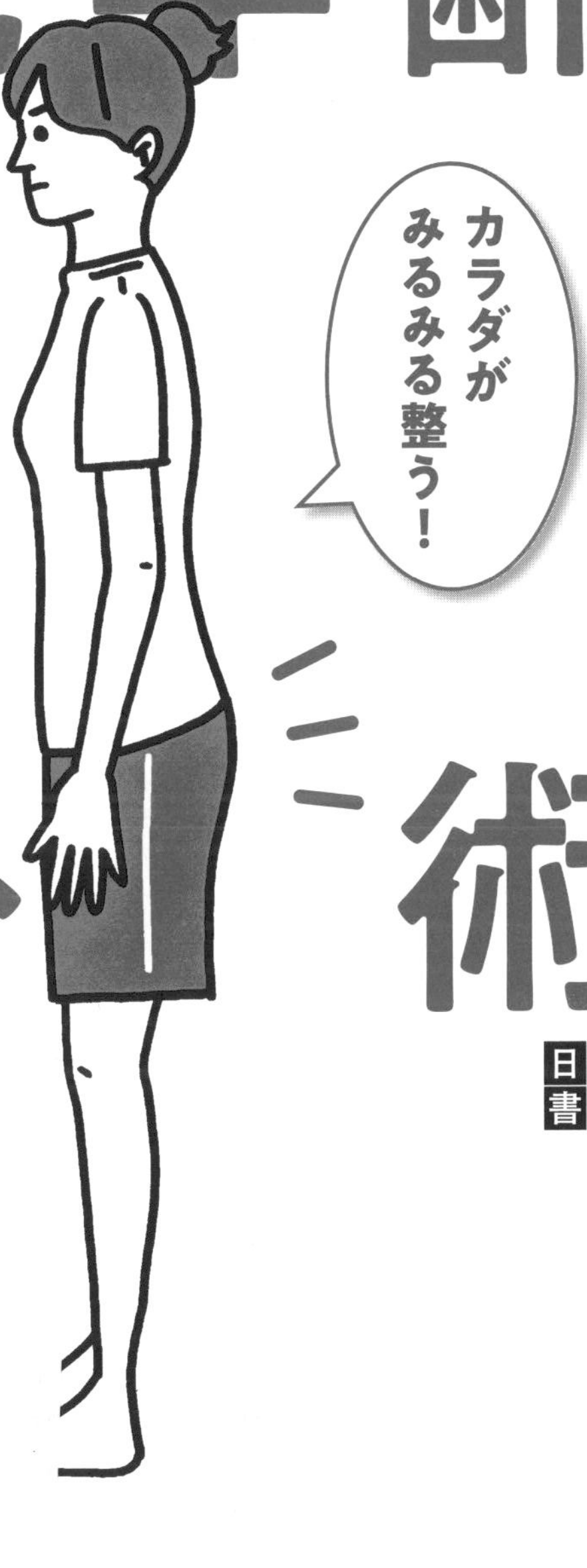


日東書院

JN016488

# はじめに

「お尻は、あなたの埋蔵筋です」

今は、まだ意味が分からない方がほとんどだと思います。

これから世の中は、誰も経験したことのない「人生100歳時代」に突入します。

この100歳時代を、楽しく気持ち良く生き抜くために必要なことは、間違いなく「健康なカラダ」なのではないでしょうか。

そんな「健康なカラダ」を手に入れるためには、今はまだ「埋まっている」お尻の筋肉を掘り起こし目覚めさせなければなりません。


「なぜ、お尻なのか」と思う方も多いでしょう。

少しだけ私の話に耳を傾けてください。

私はかつて学生時代、陸上の短距離選手として日々陸上競技に没頭していました。

残念ながら一流選手ではなく三流以下の選手であったため「どうすれば速く走れるのか。どんな人が速く走れるのか」ということばかりを考えて悶々と過ごしていたのです。

しかし、あるとき、陸上の世界トップ選手には、1つの共通点があることに気がつきました。

それは「お尻の筋肉が素晴らしく発達していること」です。

特にアフリカ系のルーツを持つ選手のお尻は、芸術的とも言えるレベルで発達しています。

その事実に気づいて以降、私はアフリカ系選手のお尻に特化して、さまざまな研究を行いました。

そこで分かったことは次の３つです。

「お尻が発達している人は何歳になっても姿勢が美しい」

「お尻が発達している人は腰痛などの関節障害を患う可能性がとても低い」

「お尻が発達している人は身体能力がとても高い」


皆さんも、発達したお尻を手に入れることができたら、これから先の未来も明るくなりそうだと思いませんか。

お尻は何歳からでも進化させることが可能です。

あなたの「埋蔵筋＝お尻の筋肉」が、明るい将来を約束してくれることは間違いありません。

２０２３年４月　松尾タカシ

# ヒトのお尻は気づかない間に老けていく

「お尻」は健康や見た目の美しさに直結するため、カラダのどの部位よりも大事にしなければならないパーツです。しかし、カラダのどの部位よりも「真っ先に衰えていく」という残念な特徴があります。

お尻がたるむ「ヒップクライシス」は、加齢にともなって徐々に進行します。「お腹が出てきた」「顔にシワが増えてきた」といったことは、比較的すぐに気づけるでしょう。でも、お尻はカラダの裏側にあります。「あれ?」と感じたときには「すっかりタレている」ということが往々にして起こるのです。

「若い頃に穿いていたデニムがなんだか似合わない」

「スーツのサイズはぴったりなのにカッコ悪く見える」

これはヒップラインのたるみが原因です。見た目の変化だけでなく「階段の上り下りがツラい」という人も、お尻がタレている可能性が高いでしょう。

**ヒトはお尻から老けていきます。**いつまでも若々しく健康に、かつ、美しくいたいのであれば、自分のお尻年齢を把握して適切な対応策を取ることが重要です。

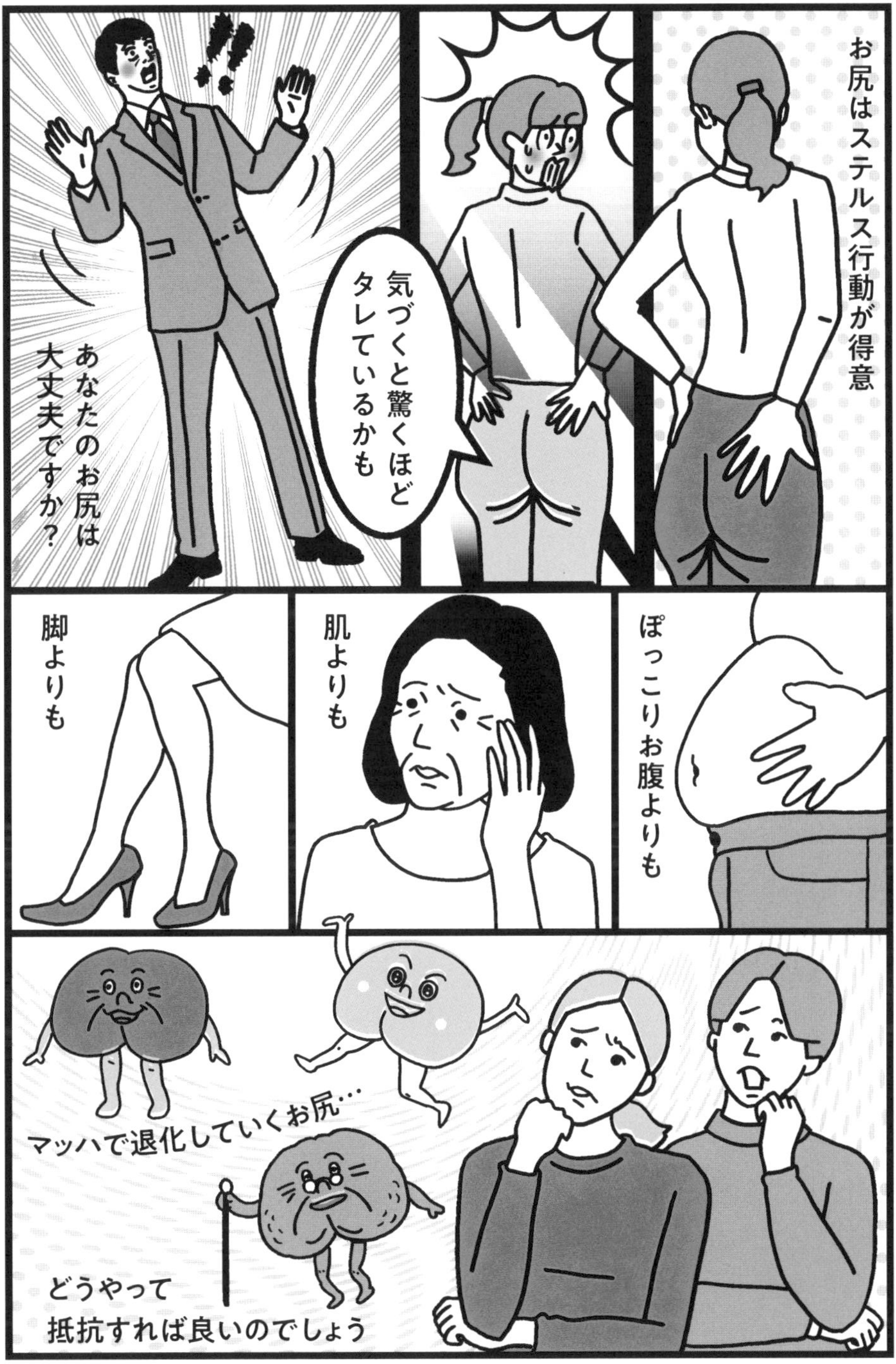
お尻はステルス行動が得意
気づくと驚くほど
タレているかも
あなたのお尻は
大丈夫ですか？
ぽっこりお腹よりも
肌よりも
脚よりも
マッハで退化していくお尻…
どうやって
抵抗すれば良いのでしょう

# お尻ケアでカラダを整える

「後ろ姿にこそ年齢が現れる」と言われるのは、お尻のたるみが「歳」を感じさせるからです。

しかし、翻って考えれば、お尻をケアすることでボディラインが整い、実際の年齢よりも若々しい見た目を手に入れることが可能だと言えます。

また、お尻年齢をリセットしてお尻が本来の能力を発揮できるようになれば、見た目だけでなく「カラダの老化」にもストップをかけることができます。

そもそも、お尻は「大臀筋」「中臀筋」「小臀筋」という3つの筋肉が集まって形成されています。これらの筋肉は、足を動かしたり、まわしたりする際に働くのが特徴です。そのため「お尻がたるむ＝筋力が低下」すると、これらの動作をスムーズに行えなくなってしまいます。腰痛や坐骨神経痛を患ったり、最悪の場合、歩行困難に陥ってしまうこともあるのです。

**美しいヒップラインを維持することは、健康を維持することにもつながります。だからこそ、お尻のケアは老若男女にとって必要なことなのです。**

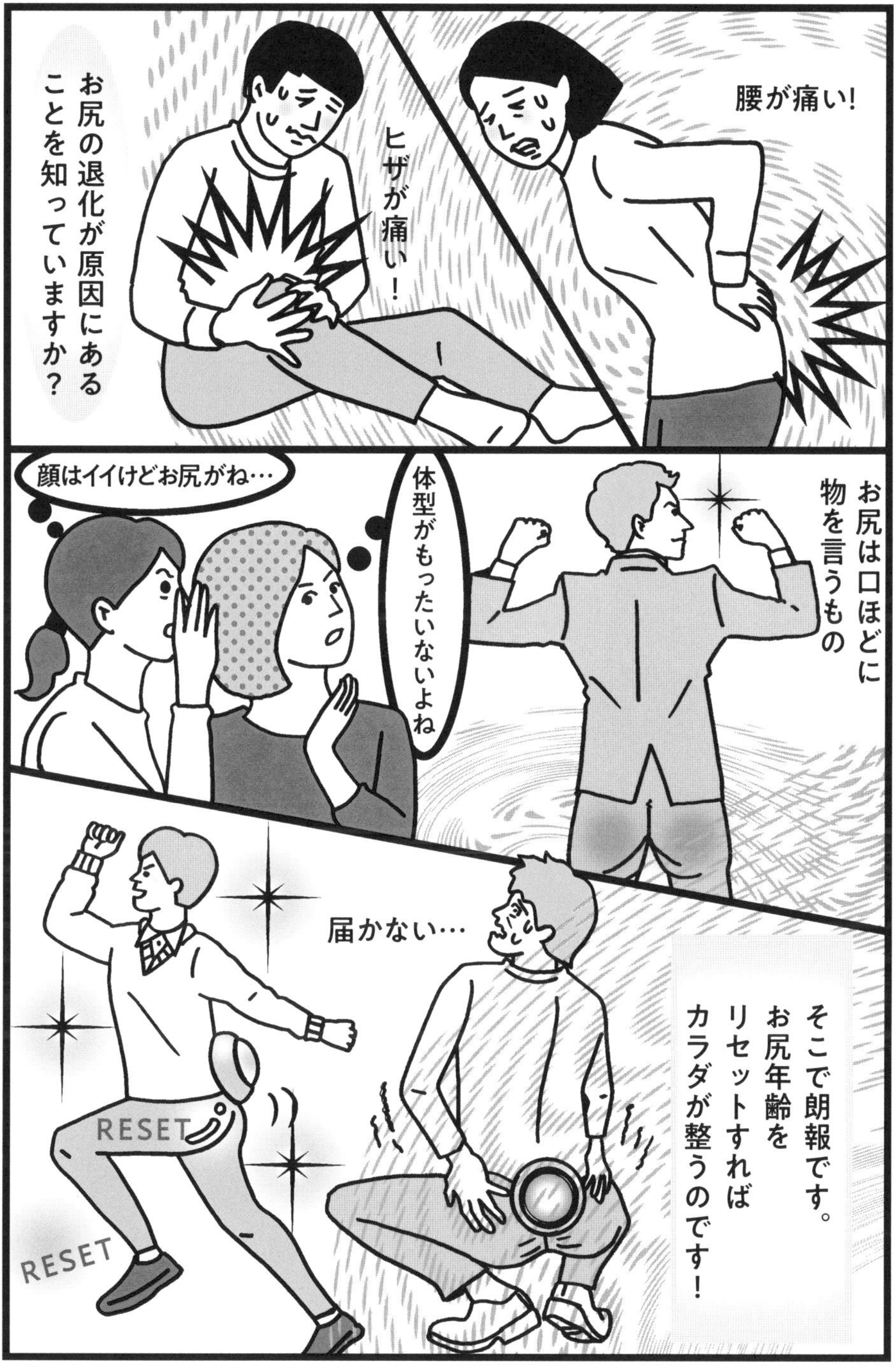
腰が痛い!
ヒザが痛い!
お尻の退化が原因にあることを知っていますか？
お尻は口ほどに物を言うもの
体型がもったいないよね
顔はイイけどお尻がね…
そこで朗報です。お尻年齢をリセットすればカラダが整うのです!
届かない…
RESET
RESET

# お尻年齢のリセットは何歳からでも可能

カラダの後ろから見たときに、ウエストからサイドトップの曲線、サイドラインの曲線、アンダーの曲線が美しくはっきりと出た「理想のお尻」を手に入れるためには、「お尻専用」のトレーニング「ベビーステップ7」がおすすめです。

「40代、50代は手遅れでしょう」と思っている方、諦めないでください。お尻ケアをはじめることに年齢はまったく関係ありません。

「運動に自信がないからトレーニングは続かない」と、はじめの一歩を踏み出せない方も安心してください。ベビーステップ7は赤ちゃんが産まれてから歩きはじめるまでの7つの姿勢を活用して行います。「スクワット」や「バックキック」といったハードな筋トレでもなければ、ランニングのように持久力を必要とする運動でもありません。

ベビーステップ7は、お尻の筋肉と、そのほかの抗重力筋を段階的に連動させ、バランスの安定した美しい姿勢をつくりだすことを目的としています。

どんな方でも、必ずお尻年齢をリセットできるでしょう。

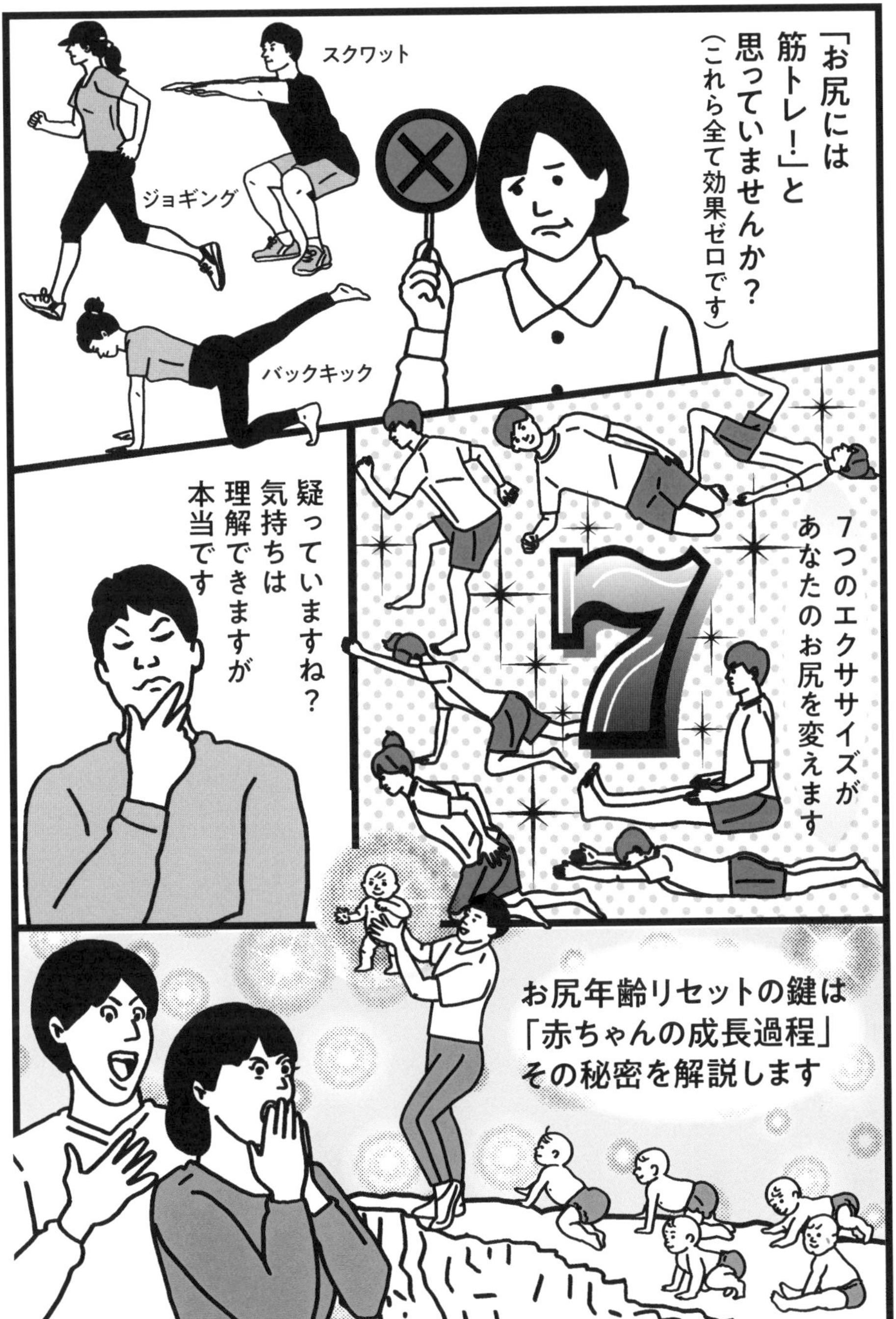

「お尻には筋トレ!」と思っていませんか？
（これら全て効果ゼロです）
スクワット
ジョギング
バックキック
7つのエクササイズがあなたのお尻を変えます
疑っていますね？
気持ちは理解できますが本当です
お尻年齢リセットの鍵は
「赤ちゃんの成長過程」
その秘密を解説します

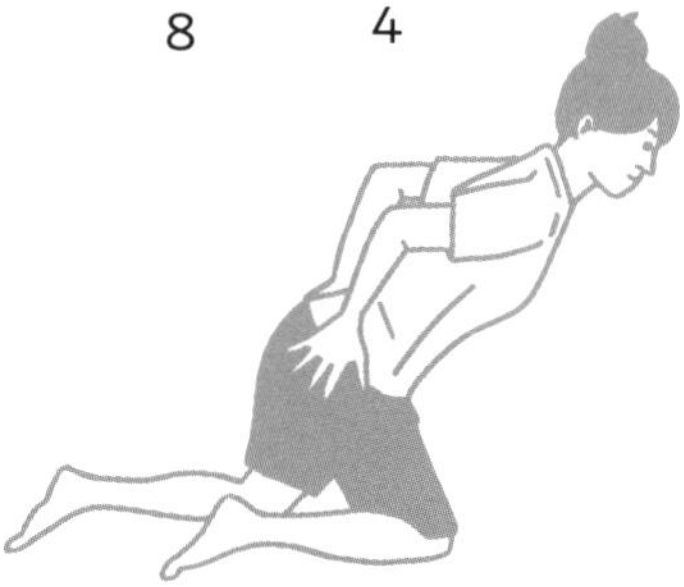

第2章

## 7つのベビーステップ 41



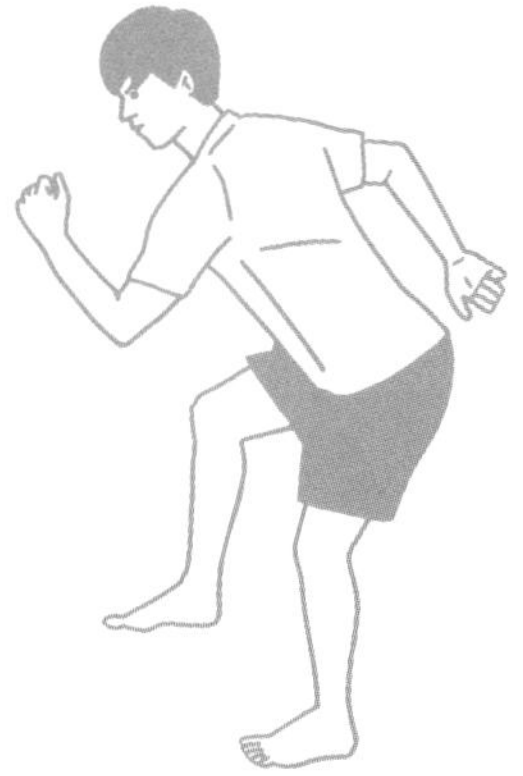

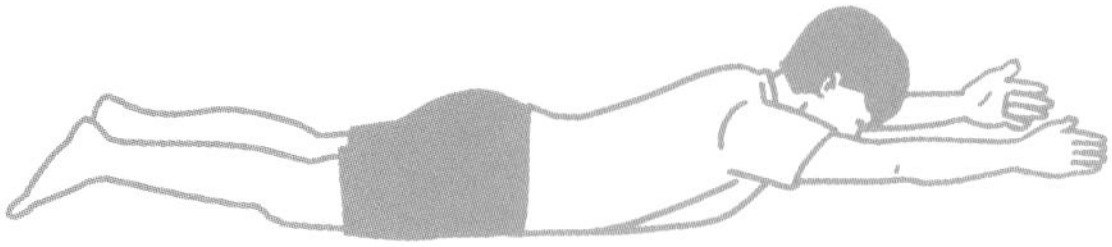

第3章
## タレ尻回避&美尻キープの秘訣 83



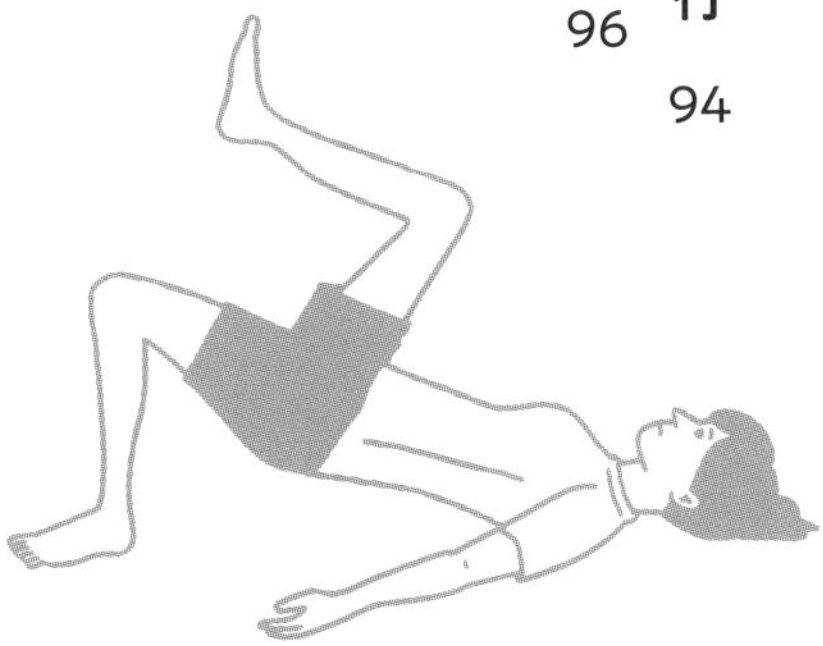

## 第4章 タレ尻リセットのメリット



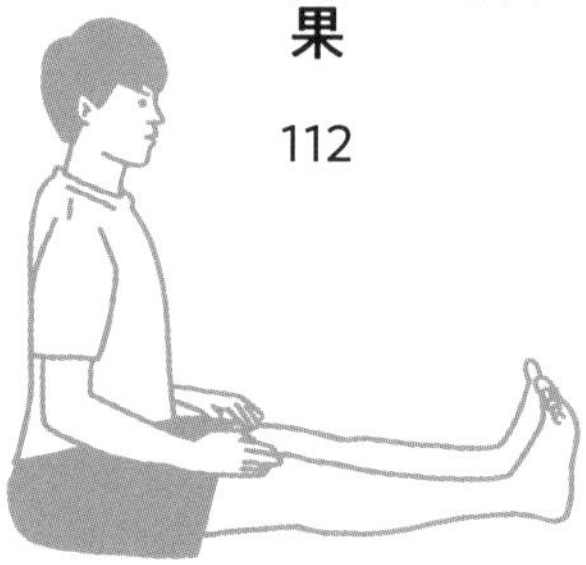

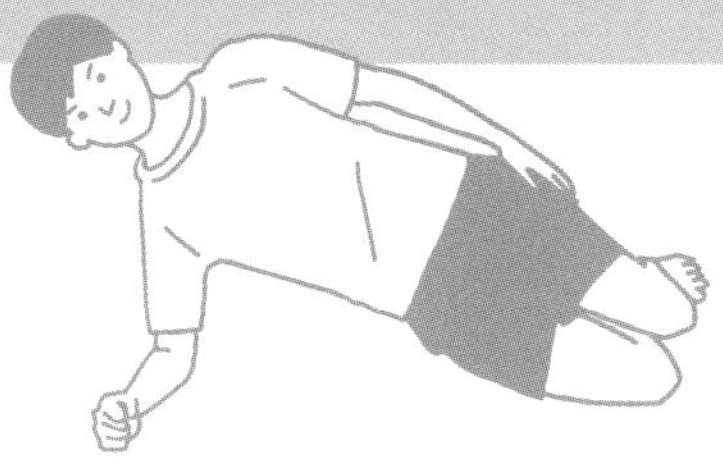



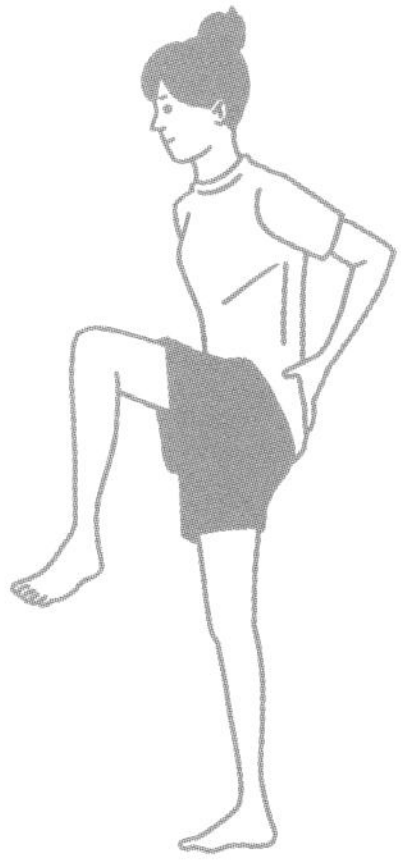

# 本書の使い方

本書は4つの章に分けて
「お尻年齢リセット術」を解説しています。

## 第1章
## 今すぐなんとかできる
## タレ尻リセット術

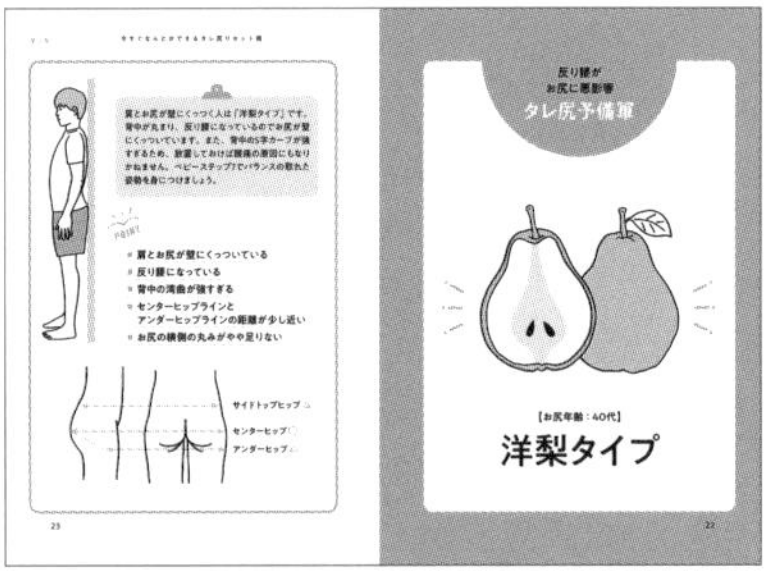


はじめに、あなたのお尻タイプをチェックしてみましょう。お尻を鍛えるためにはどんな運動が有効なのか解説します

## 第2章
## 7つの
## ベビーステップ

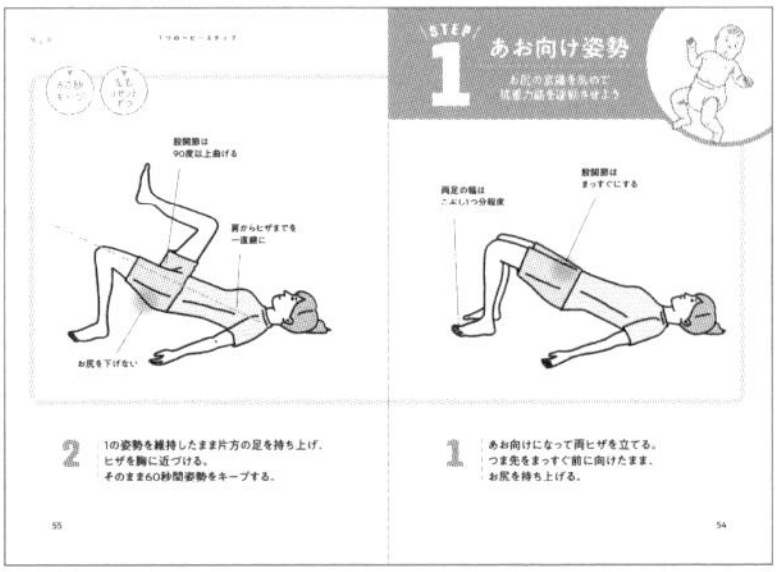


お尻年齢をリセットするために効果的な「ベビーステップ7」の詳細を解説します。各種目のポイントも参考にしてください

## 第3章
## タレ尻回避&
## 美尻キープの秘訣

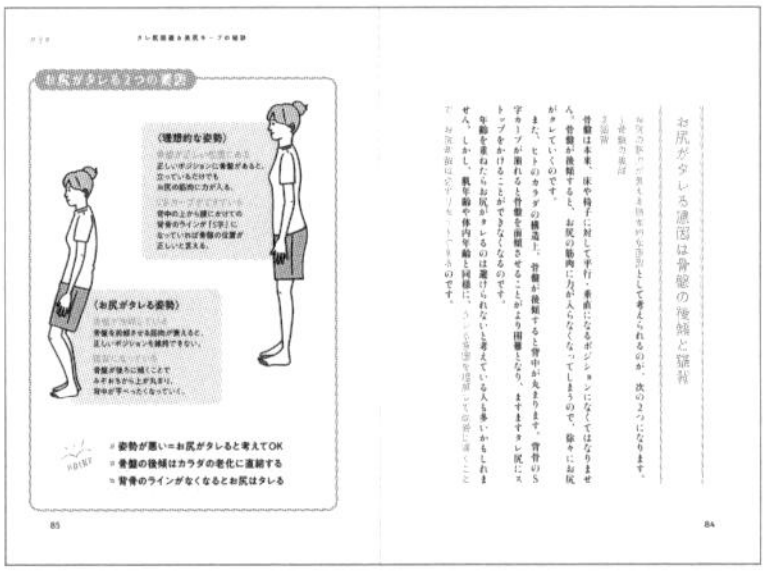


そもそも「なぜお尻がタレてしまうのか」、タレ尻の原因を解説します。お尻が衰える理由を知ることは美尻の維持にもつながります

## 第4章
## タレ尻リセットの
## メリット

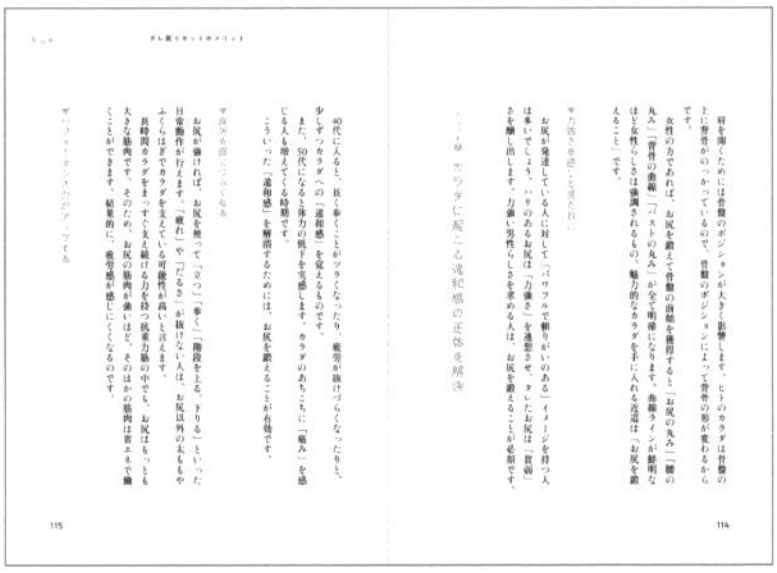

お尻年齢をリセットすることでカラダにもたらされる、驚きのメリットを紹介します。モチベーションがアップすること間違いなしです

# 第1章

# 今すぐなんとかできる
# タレ尻リセット術

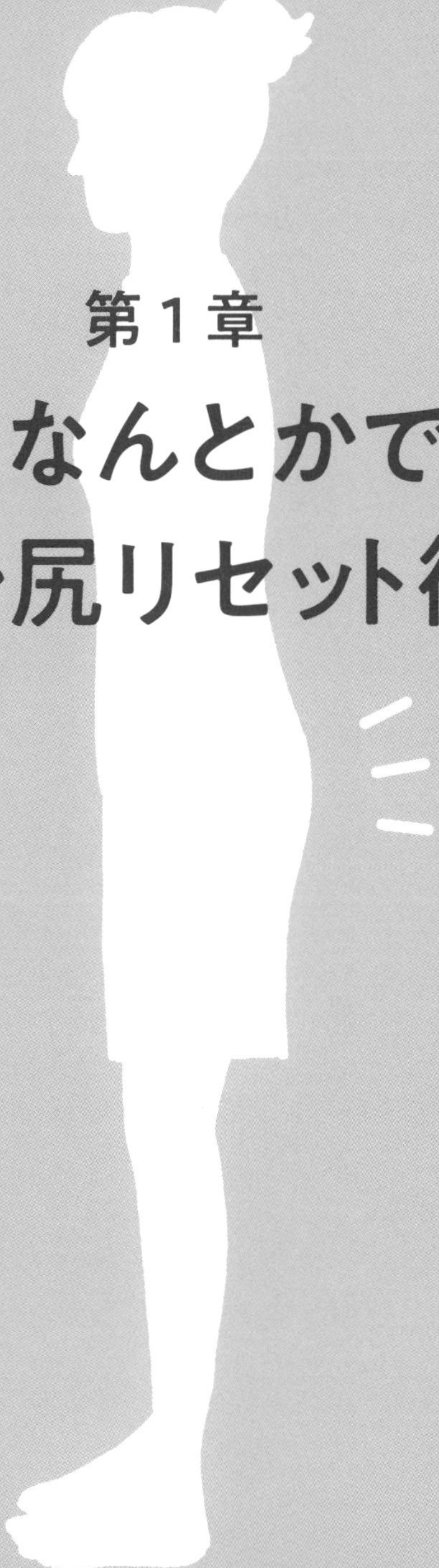

## あなたの「お尻タイプ」をチェックしてみよう

お尻は「サイドトップヒップ」「センターヒップ」「アンダーヒップ」の位置によって4つのタイプに分類できます。

お尻タイプを判断するときは、壁を背にして、気をつけの姿勢で立ちます。このとき「肩」「腰」「お尻」のどの部位が壁にくっつくかをチェックしましょう。

ヒップラインと骨格には密接な関係があります。ヒトのカラダを構成する骨の数や並び方は全人類ほぼ共通ですが、骨格は筋肉の柔軟性や普段の生活習慣によって人それぞれ異なります。

これは大人だけの話ではなく、子どもであっても同様です。普段から運動をしている子と、座って絵を描いたり長時間ゲームをしている子とでは骨格が異なり、お尻タイプも違ってきます。

一般的にお尻に対して何もケアをしていない日本人は「洋梨タイプ」か「扁平タイプ」に分類されることが多いようです。まずは皆さんのお尻のありのままの姿をチェックしてみましょう。

# 肩・腰・お尻
# どの部位が壁に密着する？

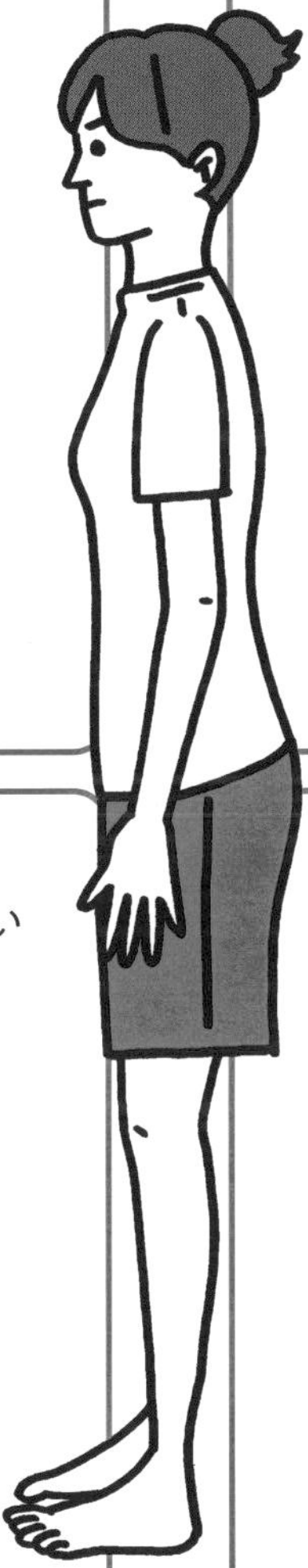

肩：隙間がある
腰：隙間がある
お尻：壁につく

↓

**「アヒルタイプ」**

（20ページへ）

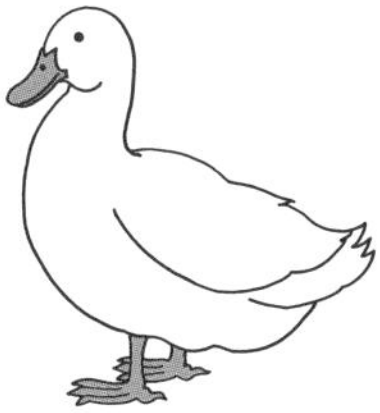

肩：壁につく
腰：手の平1枚分以上の
　　隙間がある
お尻：壁につく

↓

**「洋梨タイプ」**

（22ページへ）

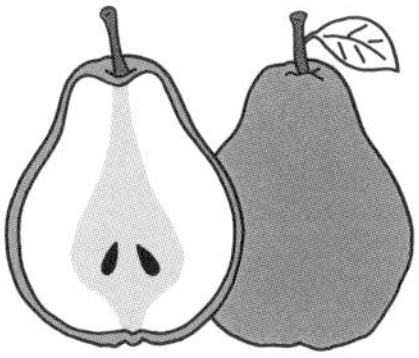

肩：壁につく
腰：ほとんど隙間がない
お尻：壁につく

↓

**「扁平タイプ」**

（24ページへ）

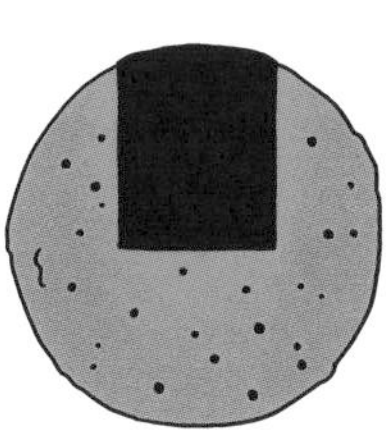

肩：壁につく
腰：隙間がある
お尻：隙間がある

↓

**「雪崩タイプ」**

（26ページへ）

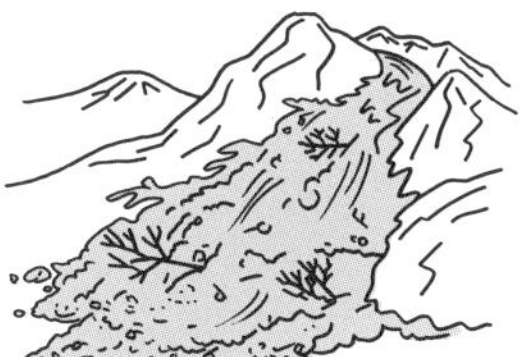

日本人の
約10パーセントしかいない
# 理想的なお尻

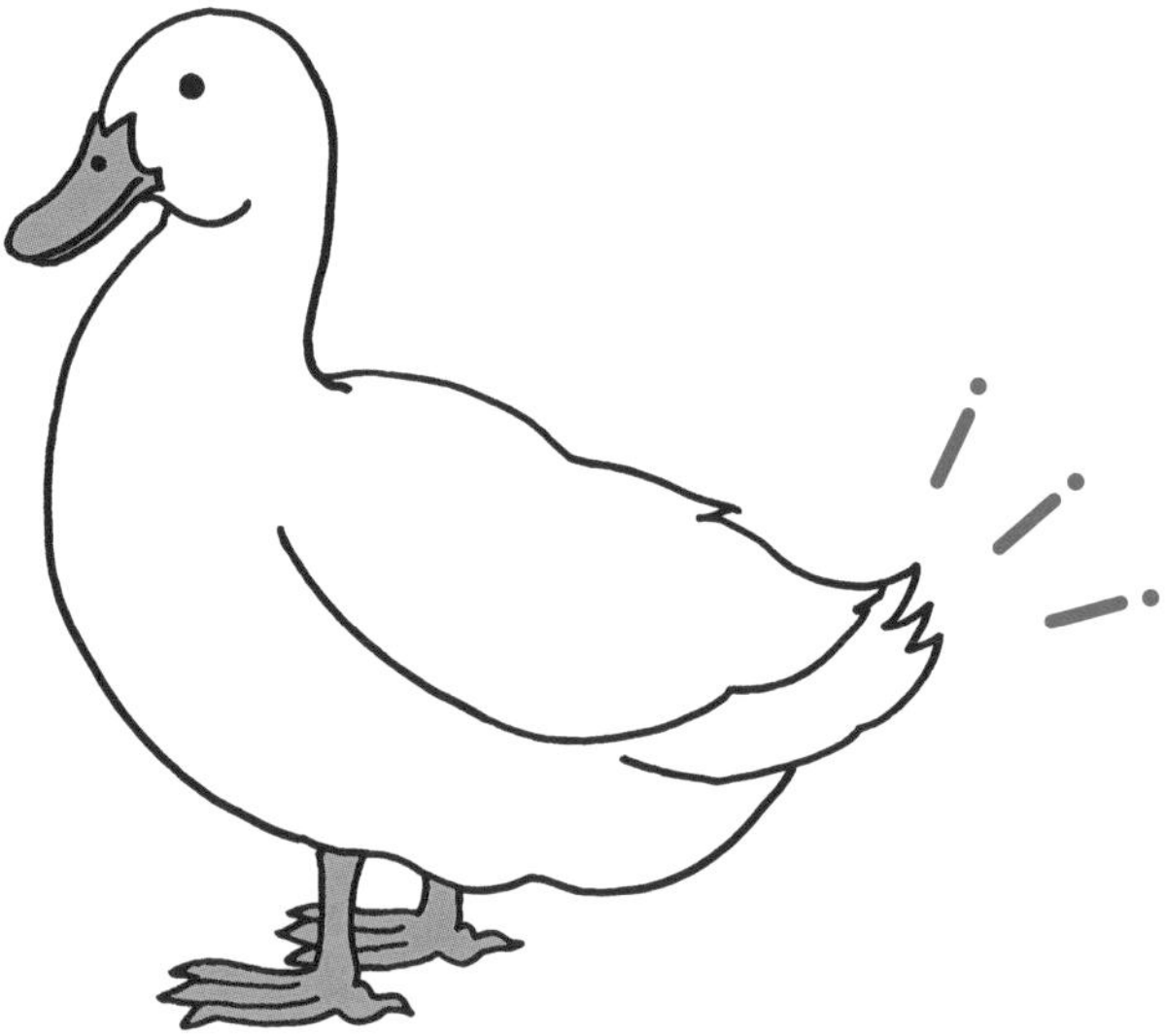

【お尻年齢：20代】

# アヒルタイプ

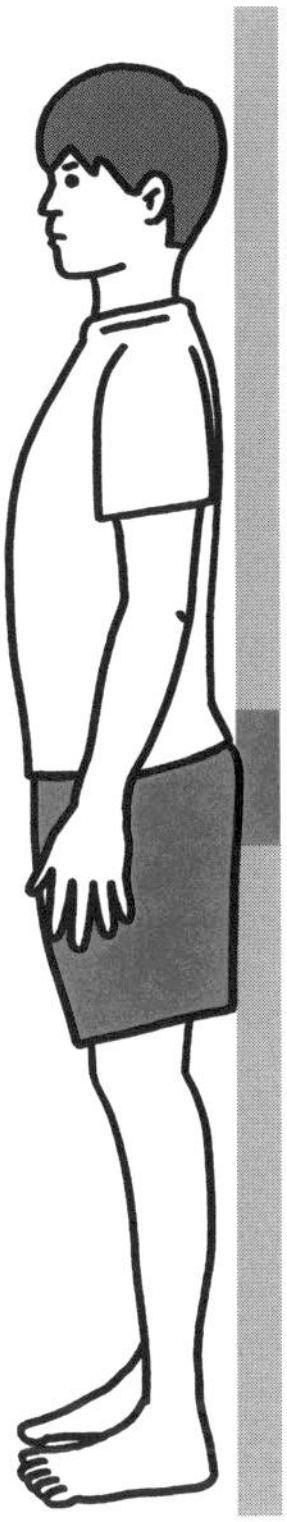

壁にお尻だけがくっつくのは、十分にお尻が発達しているからです。カラダの中心線（重心のライン）に対して骨盤が前傾し、背中のS字カーブも美しく出ているので、まさに理想的な姿勢が自然と取れています。この美しいヒップラインを維持するためにも、ベビーステップ7に挑戦してみてください。

POINT

- お尻のみが壁にくっついている
- 中心線に対して骨盤が前傾している
- 背中のカーブが少ない
- センターヒップラインとアンダーヒップラインの距離が長い
- 3つの曲線が綺麗に出ている

※3つの曲線とは「お尻の横側の丸み」「お尻の出っ張り」「お尻の下側の丸み」を指す

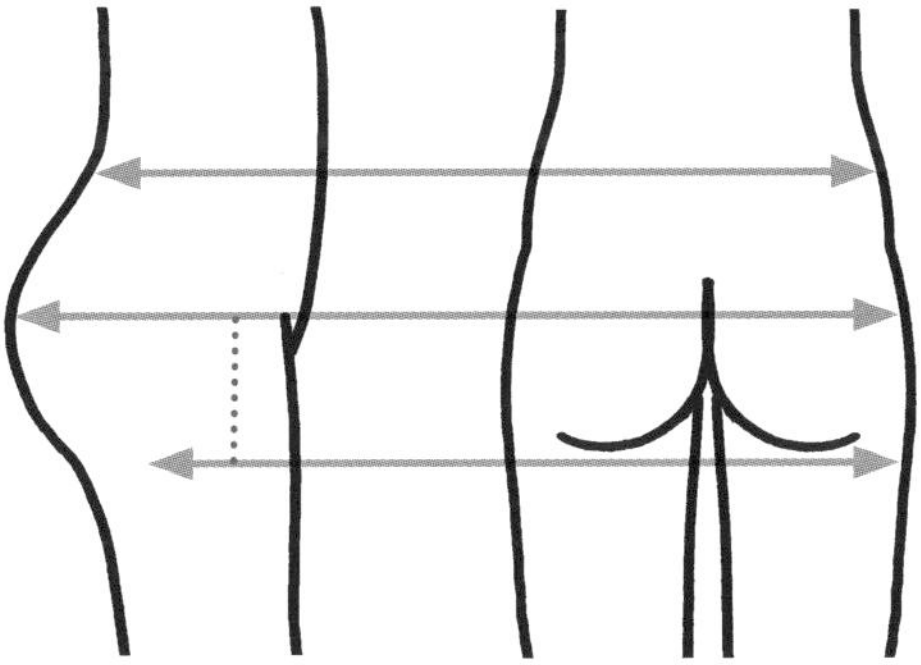
サイドトップヒップ○
（腰骨の辺り）
センターヒップ○
（横から見て一番出っ張っている部分）
アンダーヒップ○
（お尻と太ももの境目）

反り腰が
お尻に悪影響
## タレ尻予備軍

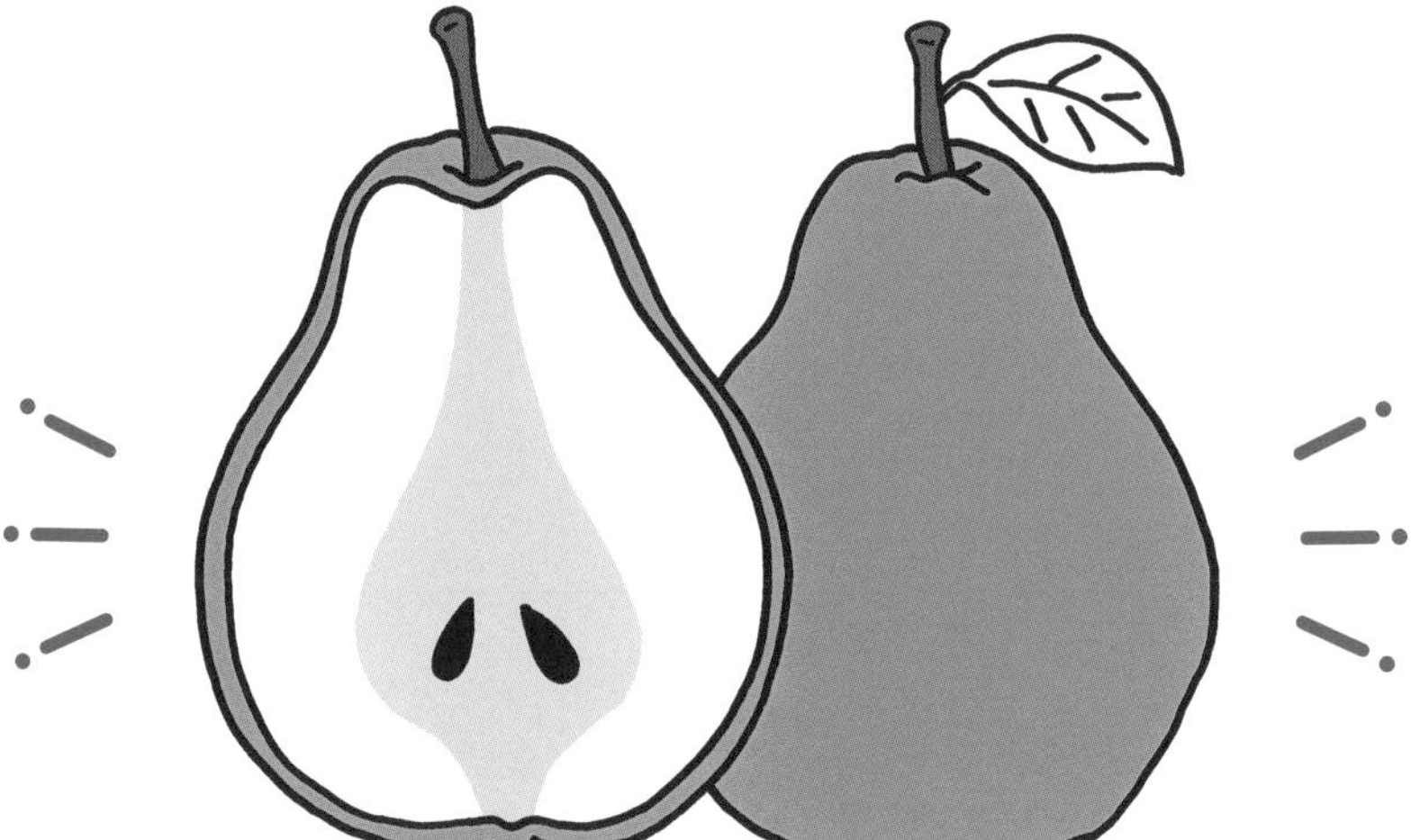

【お尻年齢：40代】
# 洋梨タイプ

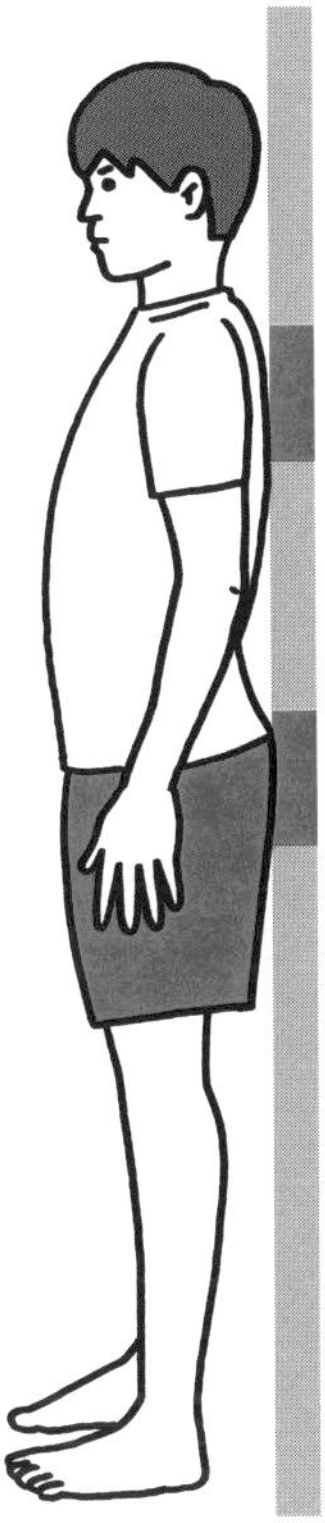

肩とお尻が壁にくっつく人は「洋梨タイプ」です。背中が丸まり、反り腰になっているのでお尻が壁にくっついています。また、背中のS字カーブが強すぎるため、放置しておけば腰痛の原因にもなりかねません。ベビーステップ7でバランスの取れた姿勢を身につけましょう。

POINT

- 肩とお尻が壁にくっついている
- 反り腰になっている
- 背中の湾曲が強すぎる
- センターヒップラインとアンダーヒップラインの距離が少し近い
- お尻の横側の丸みがやや足りない

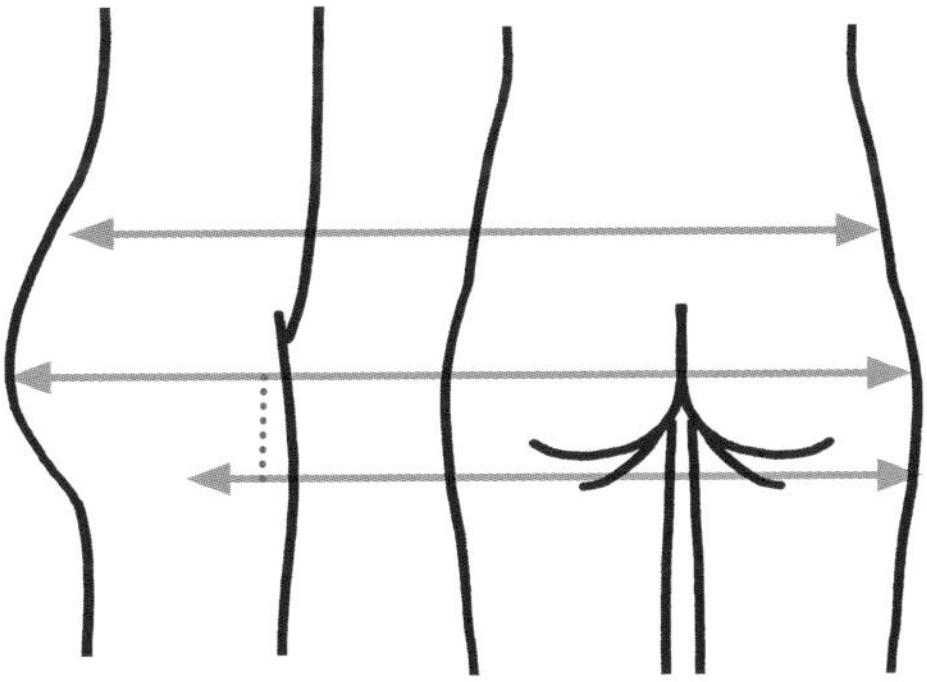
サイドトップヒップ △
（腰骨の辺り）
センターヒップ ○
（横から見て一番出っ張っている部分）
アンダーヒップ △
（お尻と太ももの境目）

骨盤の後傾が強く

タレジワ増加中

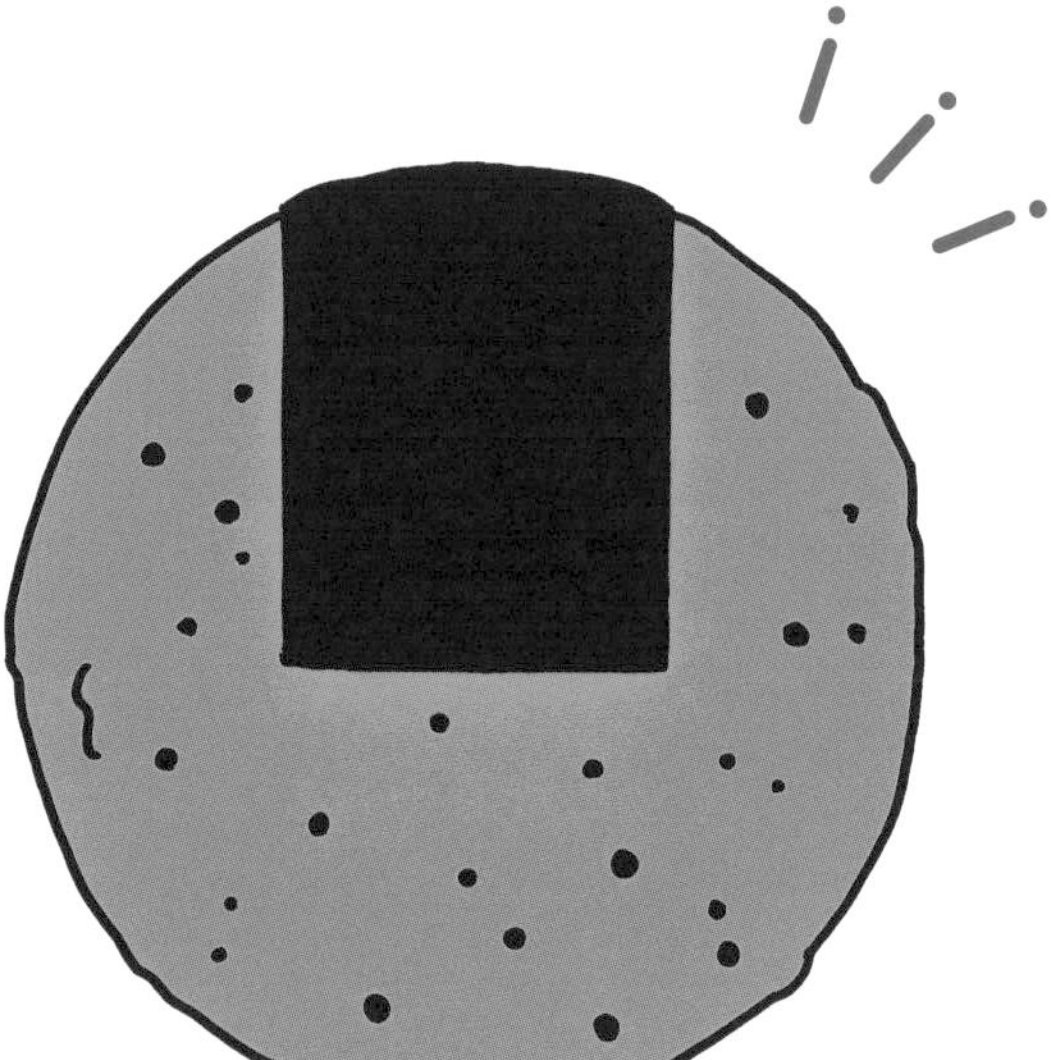

【お尻年齢：60代】

# 扁《へん》平《ぺい》タイプ

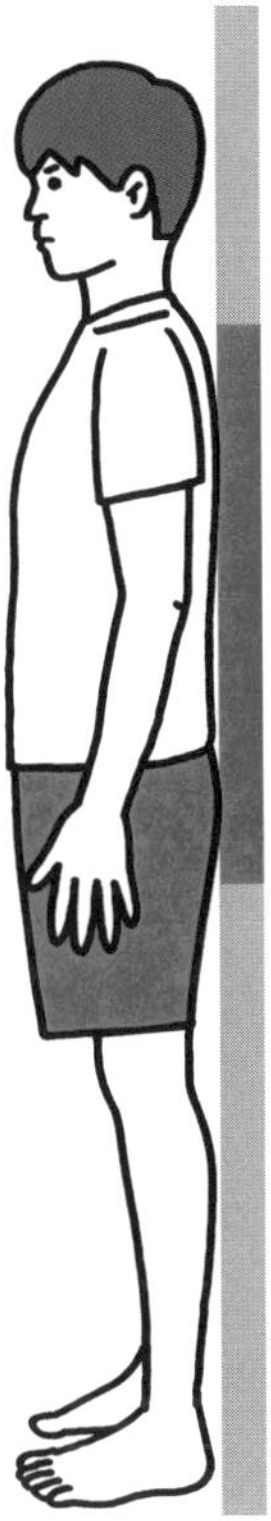

カラダの後ろ側（肩、背中、お尻、ふくらはぎ）が、ほぼ壁にくっついてしまうという人は「扁平タイプ」に分類されます。骨盤の後傾が強く、背中も丸まっている人に多いタイプです。いわゆる「ハリのないゆるんだお尻」なので、タレジワもかなり刻まれているかも……。

POINT

- 肩、お尻、背中が壁にくっついている
- 骨盤が後傾している
- 背骨のカーブが少ない
- センターヒップラインとアンダーヒップラインの距離が短い
- お尻の下側の丸みが足りない

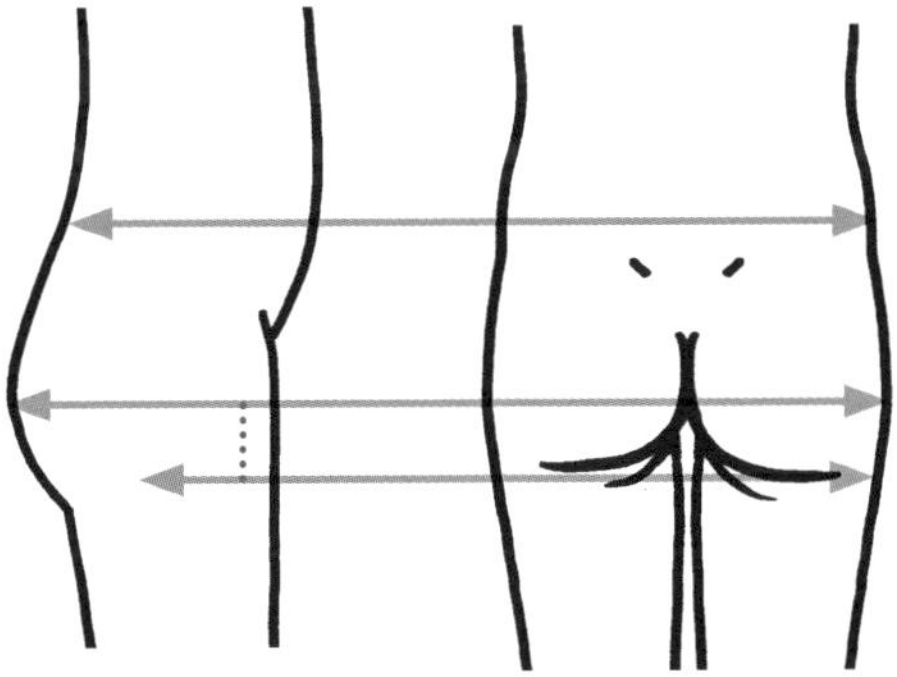

サイドトップヒップ △
（腰骨の辺り）
センターヒップ △
（横から見て一番出っ張っている部分）
アンダーヒップ ×
（お尻と太ももの境目）

お尻が消えて
なくなりそう
## 今すぐケアしたい

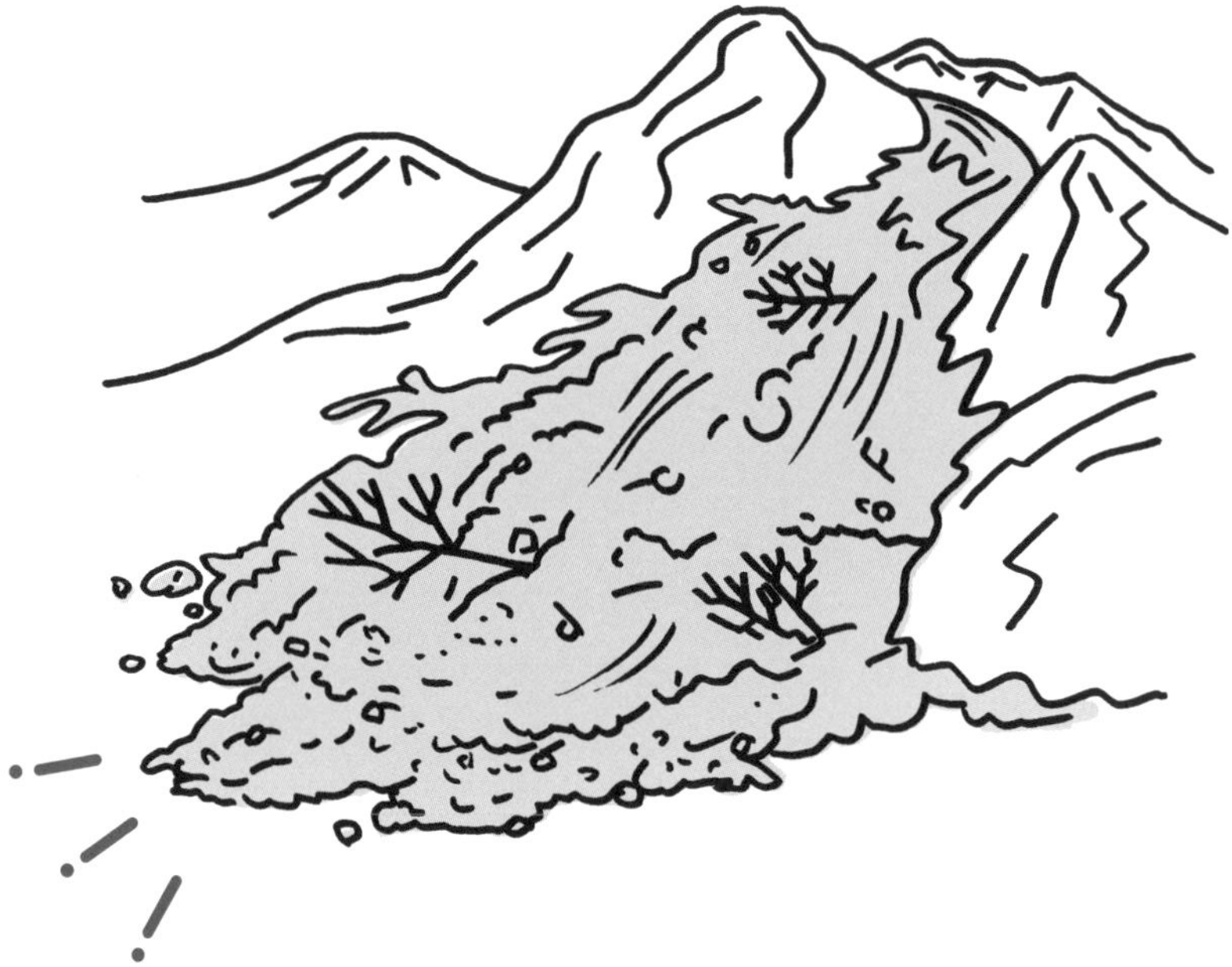

【お尻年齢：80代】

# 雪崩《なだれ》タイプ

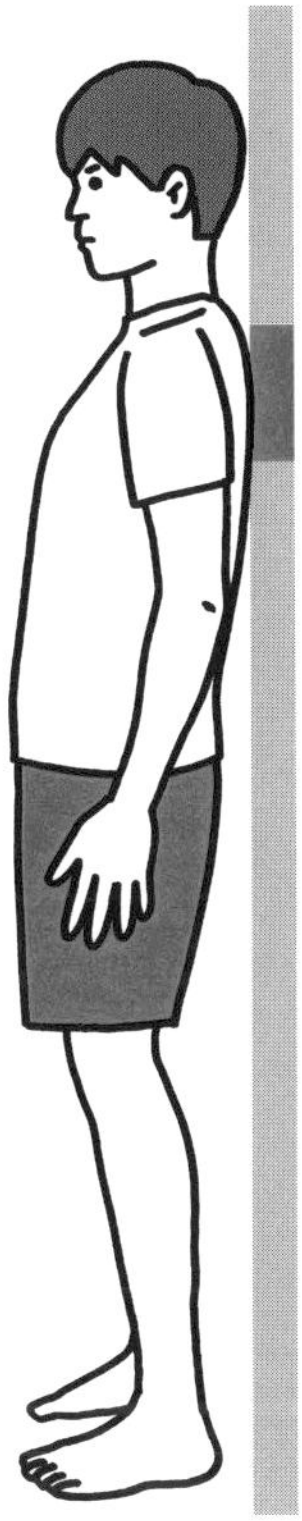

肩だけが壁につくのは猫背になっているからです。また「雪崩タイプ」は骨盤が後ろへ大きく傾いていることも特徴です。お尻のふくらみが失われているので、太ももの境目に深いシワが刻まれているはず……。すぐにでもお尻年齢のリセットに取り組みましょう。

POINT

- 肩だけ壁につく
- 骨盤の後傾が強く前方に移動している
- 背中が丸まっている
- センターヒップラインとアンダーヒップラインの距離がない
- お尻の出っ張りと下側の丸みが足りない

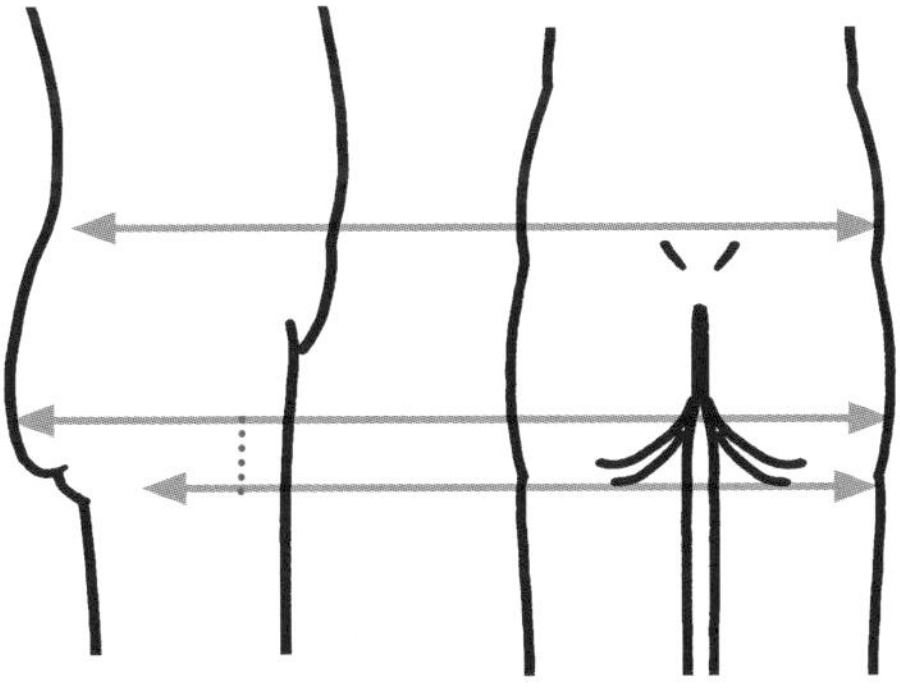

サイドトップヒップ △
（腰骨の辺り）
センターヒップ ×
（横から見て一番出っ張っている部分）
アンダーヒップ ×
（お尻と太ももの境目）

## ヒトはタレ尻から逃げられない？

お尻は、なぜこれほどまでに衰えやすいのでしょうか。

その理由は、お尻を構成する筋肉にヒントがあります。

ヒトのカラダを構成する筋肉は「推進筋」と「抗重力筋」の2つに大きく分類されます。推進筋はカラダを動かすための筋肉であり、抗重力筋は重力に抵抗し、カラダを持ち上げて維持するための筋肉です。

推進筋は腹直筋や広背筋といったカラダの表層にある筋肉に代表されます。一方の抗重力筋は腸骨筋や大腿四頭筋などカラダの深層にある筋肉が有名です。それぞれ機能が異なるので、体内で求められる役割も違います。

いわゆる「お尻」をつくりだす「大臀筋」は抗重力筋です。抗重力筋は重力の影響を受けて発達し、反対に重力を感じないと退化しやすい特徴があります。つまり、お尻の筋肉は「重力」を感じるか否かによって、発達するのか、退化するかが決まるのです。

たとえば、椅子に座っているときには、お尻の抗重力筋に重力がかかっていませ

広背筋

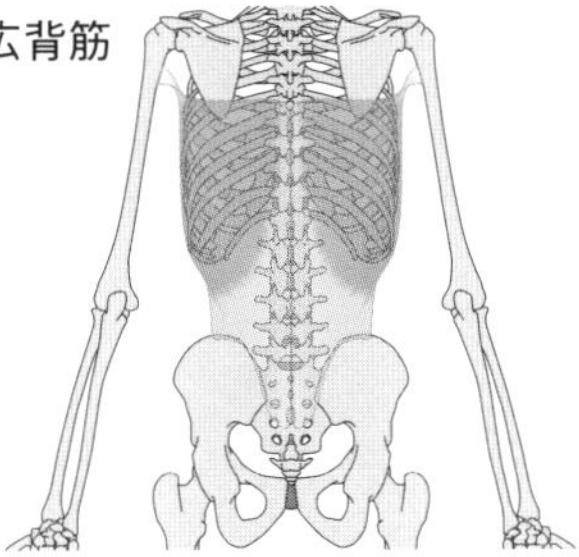

**推進筋**

カラダを動かすために発達した筋肉。基本的にカラダを持ち上げたり関節を安定させることはできない。下半身では「大腰筋」や「腓腹筋」が挙げられる。

主な推進筋
腹直筋／浅層背筋群／大腰筋／大腿直筋／腓腹筋／ハムストリング／広背筋

大臀筋

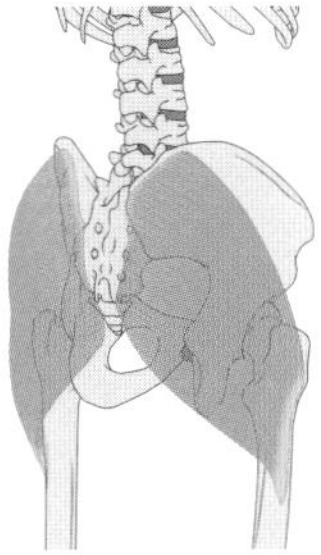

**抗重力筋**

カラダを地面から持ち上げたり、関節を安定させてカラダのバランスを制御するための筋肉。立ったり歩くときに働き、大臀筋やヒラメ筋が分類される。

主な抗重力筋
大臀筋／中臀筋／小臀筋／深層背筋群／深層腹筋群／腸骨筋／大腿四頭筋／ヒラメ筋など

ん。そのため、お尻は「重力に抵抗する」という本来の任務をサボりはじめます。その結果、筋力が衰えて重力に反発する力を失い、みるみるタレていくのです。

さらに抗重力筋は姿勢の良し悪しにも大きな影響を与えます。お尻が退化したことをきっかけに姿勢も悪くなっていくのは、そのためです。

このように、お尻の筋肉が抗重力筋である以上、放っておけば力を失っていくことは誰であっても避けられません。

だからこそ、重力を感じるシチュエーションを意識的につくってあげることが大切です。

# 実はお尻に効かない「トレーニング」

世の中には、お尻を鍛えるトレーニングやヒップアップを目的としたエクササイズが、たくさん溢れています。しかし、美尻効果を謳うエクササイズの多くには「落とし穴」があるのです。

## スクワットが効く人・効かない人

下半身の筋肉を鍛える筋トレの中で、もっとも有名なのが「スクワット」なのではないでしょうか。当然、お尻の筋肉にも効き目がありそうですが、骨盤が後傾している状態で行っても、あまり意味がないのです。

4つのお尻タイプのうち、扁平タイプ（24ページ）や雪崩タイプ（26ページ）に分類された方は、骨盤の後傾が強い傾向にあります。骨盤が正しい位置に維持できていないと、スクワットでしゃがんだ際に股関節よりも膝関節が曲がってしまいます。そのため、お尻の筋肉に負荷がかからないのです。

スクワット自体はとても効率の良いトレーニングですが、骨盤の傾きによって、有効な人と、まったく意味のない人に分かれてしまう種目だと言えます。

## バックキックは、お尻に効果ナシ

四つん這いの姿勢になり、片方の足を後方へ思い切り蹴り上げる「バックキック」には、お尻の筋肉を鍛える効果を期待できません。

なぜなら、股関節の後方への可動域は10度程度しかないからです。直立姿勢で骨盤の位置を固定したまま足を後ろに引いてみましょう。自分が思っているほど後方へ引きつけることができないと思います。

バックキックで足を後ろへ蹴り上げられるのは、股関節ではなく骨盤が動いているからです。背中が反って骨盤が後ろへ動いているだけなので、お尻の筋肉にはまったく負荷がかかっていません。バックキックで鍛えられるのは、太ももの後ろ側の筋肉や背筋です。

骨盤の位置を動かさずに、股関節の可動域だけで足を蹴り上げるトレーニングであれば、お尻にも効果が生まれるでしょう。しかし、先ほども解説したように股関節の後方への可動域は10度程度です。そこまで綿密に意識するのはなかなか難しいものです。

また、うつ伏せの上体から足を上げる運動も、同様の理論から、あまり意味がないと言えます。

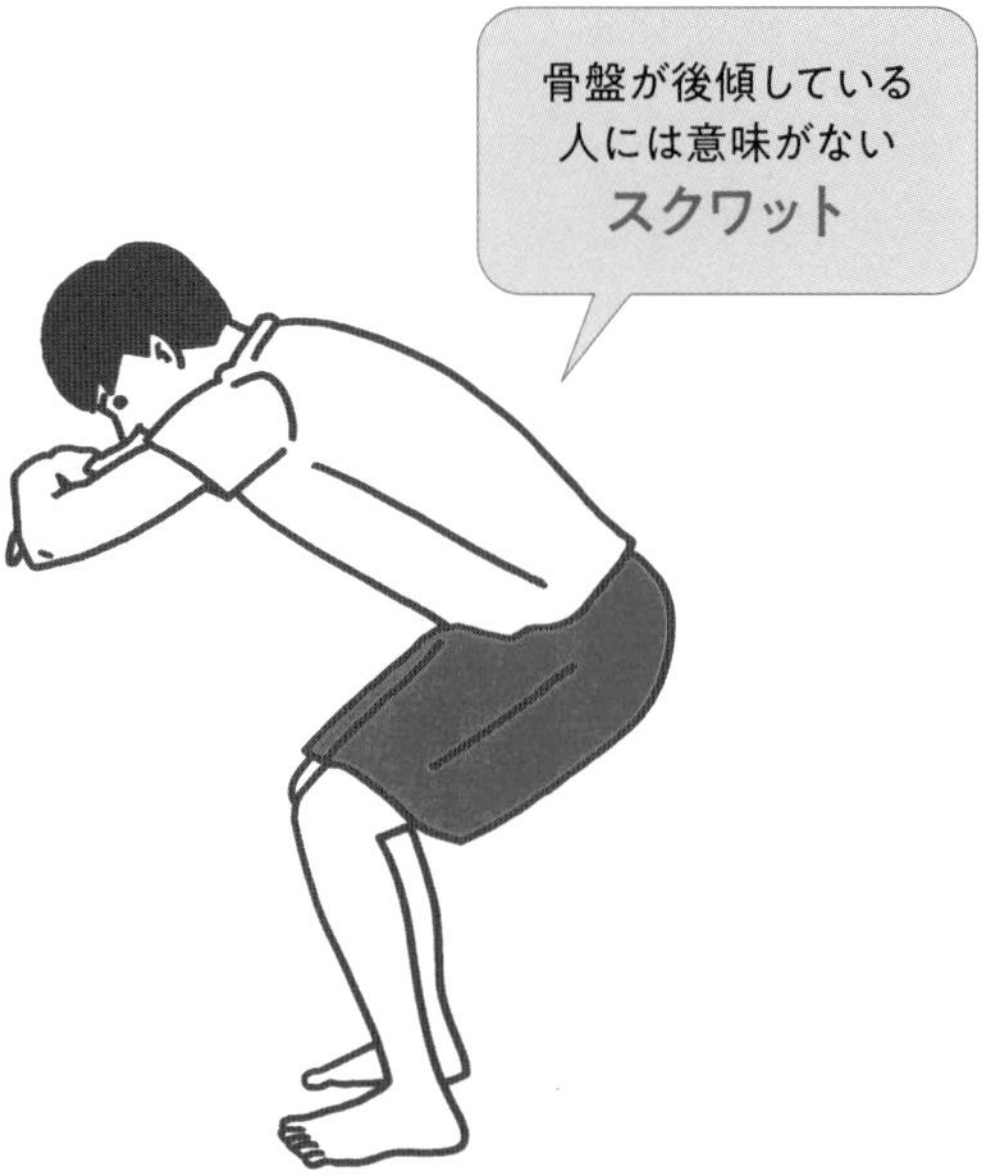
骨盤が後傾している
人には意味がない
スクワット

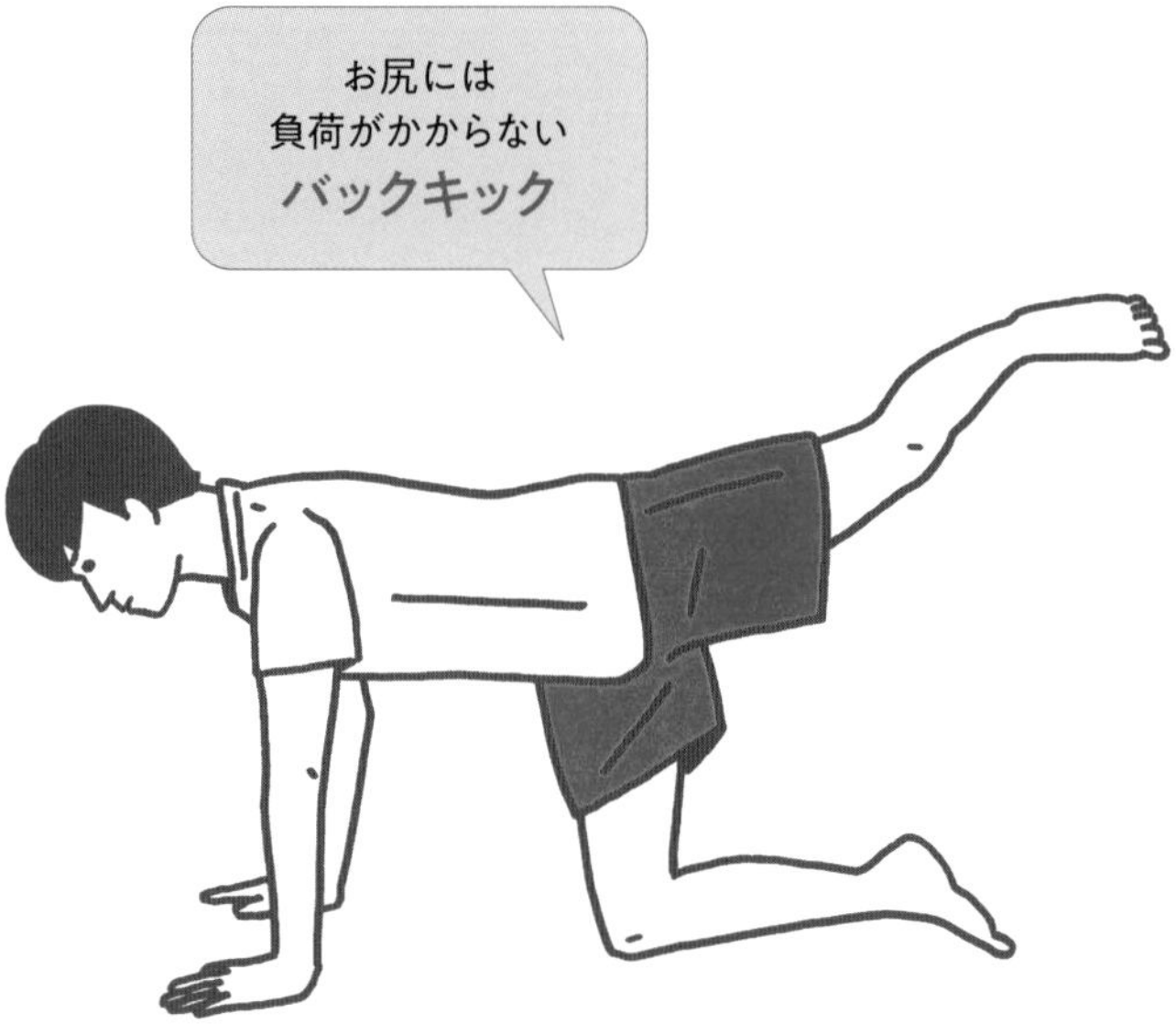
お尻には
負荷がかからない
バックキック

## アウターマッスルの鍛えすぎに注意

いわゆるボディメイクをしようと考えたとき、広背筋や腹直筋といったカラダの表面にある大きな筋肉「アウターマッスル（表層筋＝推進筋）」を鍛える人が多いでしょう。

お尻の筋肉もウエイトトレーニングで鍛えられると思いがちですが、抗重力筋はカラダの深層に多く存在しているため、アウターマッスルと同様のウエイトトレーニングでは鍛えられません。

また「インナーマッスル（深層筋＝抗重力筋）」は、外側にある筋肉を鍛えるほど弱っていく傾向にあります。単純に見た目が良くなるからといって外側ばかりを鍛えていると、いずれ「欠陥ビル」ができあがってしまいます。外壁をコンクリートでガチガチに固めても、基礎である鉄骨が中にしっかりと備わっていないビルは、すぐに崩れて粉々になってしまいます。

トレーニングをする際は「鍛える場所」や「鍛え方」について、正しい知識を持つことが大切なのです。

## 自重トレーニングでお尻は目覚める

お尻は右側と左側で、それぞれ独立しています。そのため「片足立ちの姿勢」を取るだけでも、お尻を鍛えることが可能です。

体重が60キログラムの人がスクワットを行ったとしましょう。このとき、左右の足には30キログラムずつ負荷がかかります。

しかし「片足立ちの姿勢」を取るだけで、てこの原理によって片方の足に180キログラムの負荷がかかるのです。お尻を鍛えるならば、**ウエイトを持つよりも自重トレーニングを行うほうが、断然「効果的」**だということが分かってもらえたのではないでしょうか。

どうしても「ウエイトトレーニングでお尻を鍛えたい」という方は、どんな姿勢でも、しっかりとお尻の筋肉が使えるようになってから取り組むと、十分な効果を期待できると思います。

「片足立ちの姿勢で自分のカラダをコントロールできない」という方は、自重を使いながら、負荷を調整できるトレーニングを行うことがおすすめです。

# お尻にスイッチを入れる自重トレーニング

こんなときにやってみよう！

・ベビーステップ7のエクササイズ後に
・忙しくて時間が取れないときに最低限のエクササイズとして

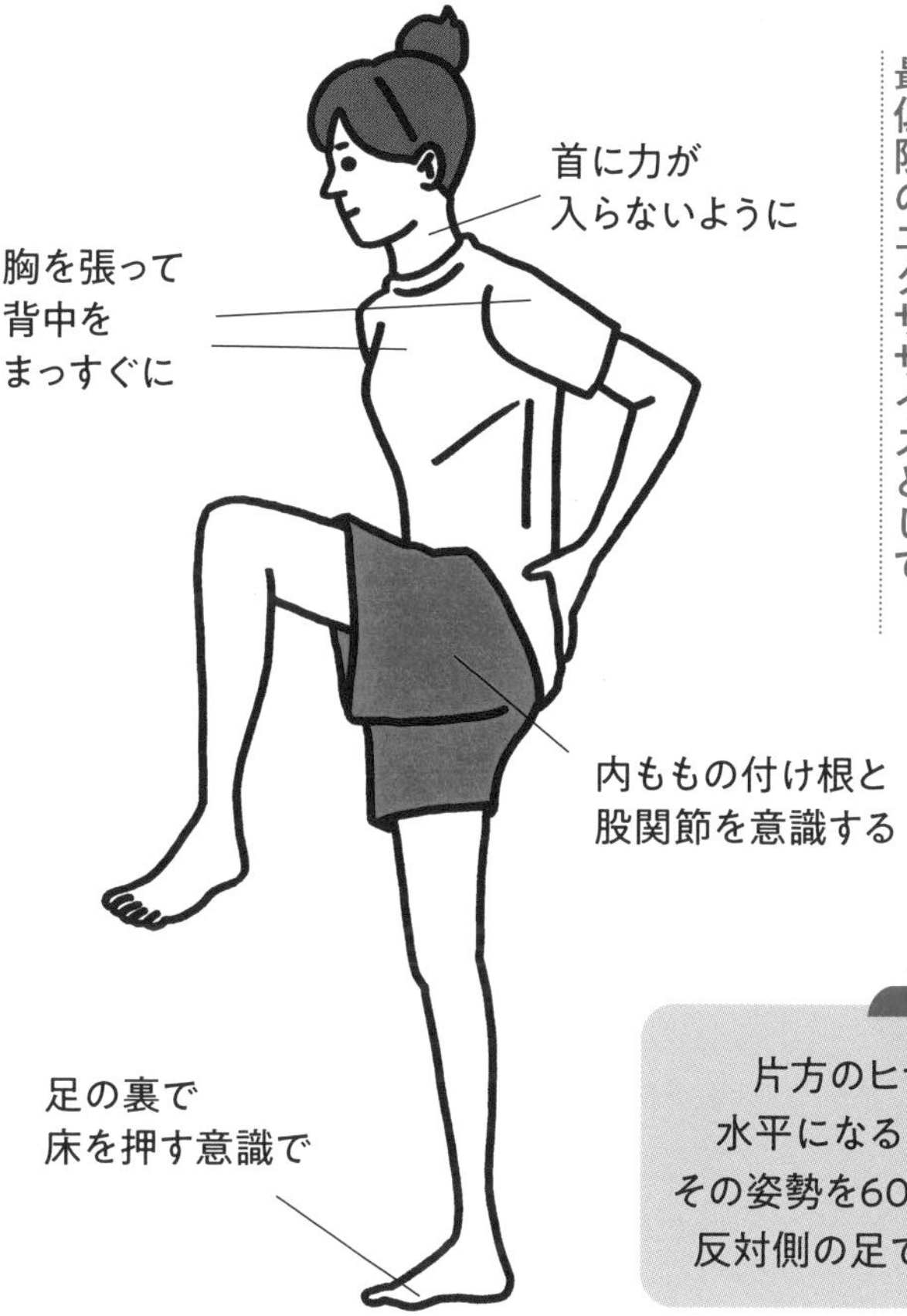
首に力が入らないように
胸を張って背中をまっすぐに
内ももの付け根と股関節を意識する
足の裏で床を押す意識で

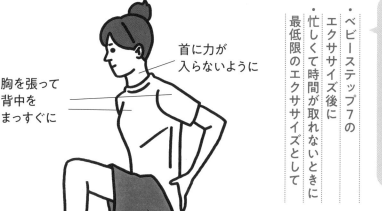

片方のヒザを太ももが水平になるまで持ち上げ、その姿勢を60秒間キープする。反対側の足でも同様に行う。

POINT

- 背すじをまっすぐに伸ばす
- 太ももを床と平行にする
- フラフラせずに姿勢をキープする

## 良い姿勢を心がけてもお尻はタレる

「理想の姿勢」と「お尻の退化」に関係性があるのであれば、「常に良い姿勢を心がけておけばトレーニングなんて必要ないのでは？」と思った方もいるかもしれません。

理論的に間違いではありませんが、そもそも「良い姿勢を取らなければ」と頭の中で意識している時点で、すでに体内の抗重力筋は弱っていると言えるでしょう。

「胸を張りアゴを引いてまっすぐ立ちましょう」

「猫背にならないように背すじを伸ばして座ってください」

このように声をかけられれば、誰でも美しい姿勢で立ったり座ったりできるものです。

しかし、このように「意識して姿勢を正す」ときに使われているのは、カラダの内側の筋肉ではなく外側の筋肉です。外側の筋肉を固めて理想的な姿勢をつくりだしているだけなので、長時間維持することができません。

そもそもカラダの内側にある筋肉は無意識に使われるものです。「立つ」という

## 良い姿勢は「精神論」では維持できない

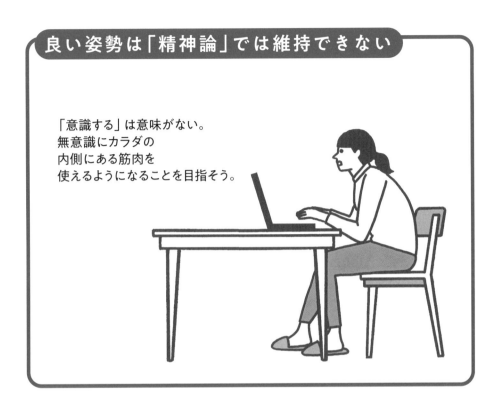

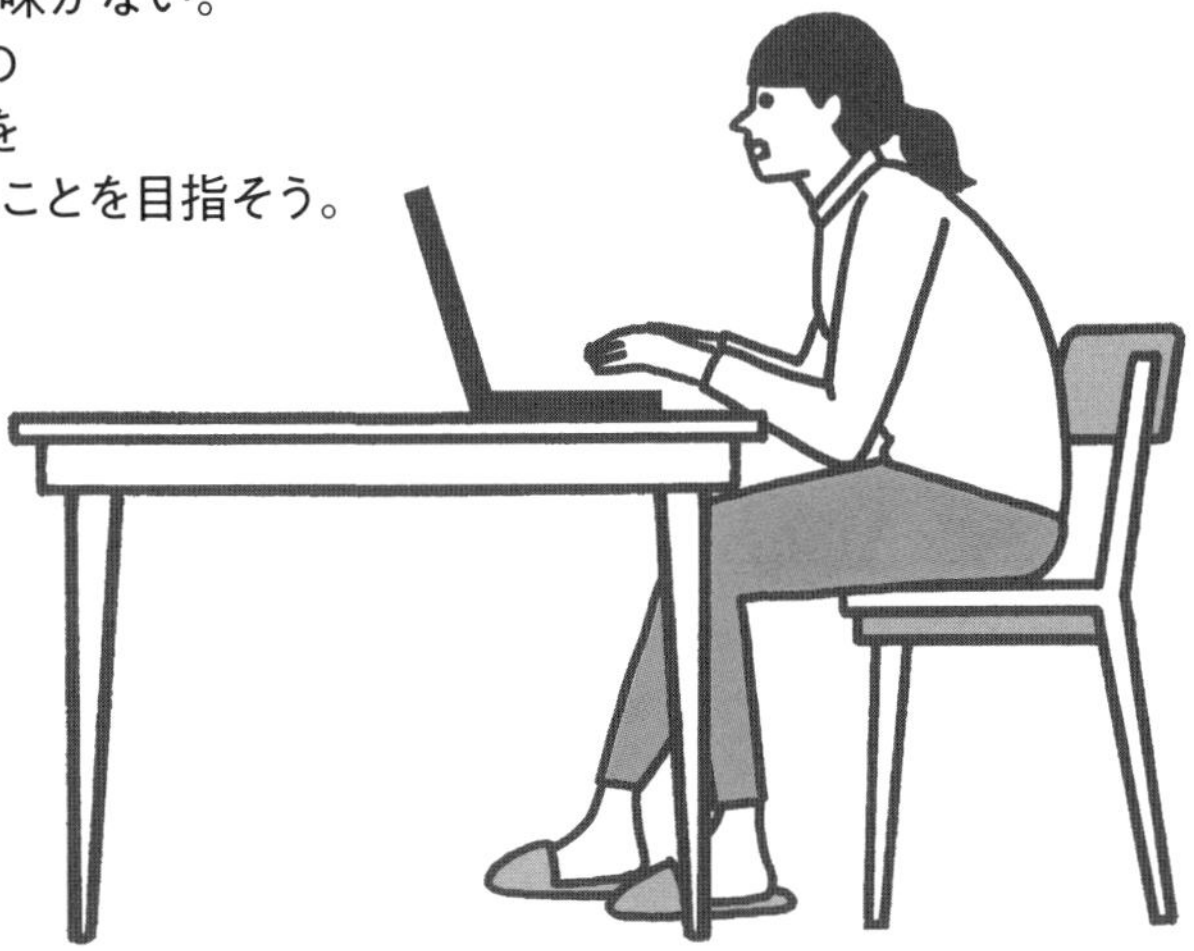
「意識する」は意味がない。
無意識にカラダの
内側にある筋肉を
使えるようになることを目指そう。

動作は、脳の指令を受けて内側にある筋肉（抗重力筋群）が自動的に働くことで可能になります。

つまり、無意識に綺麗な姿勢をつくれるようになるためには、カラダの内側にある抗重力筋群を鍛えなければならないのです。

日常の生活の中で、意識せずとも自然と美しい立ち姿を取れる人は、間違いなくお尻年齢も若いはずです。

# ベビーステップ7の仕組みと目的

お尻年齢をリセットするトレーニングとして提案するのが「ベビーステップ7」です。お尻の筋肉を「鍛える」というよりも「本来持っていた力を取り戻す」ためのエクササイズだと考えてください。

ベビーステップ7は、赤ちゃんが産まれてから歩きはじめるまでに取る「7段階の姿勢」に基づいて構成されています。赤ちゃんは、次の7つの姿勢を取ることで抗重力筋を鍛え、立ち上がる準備をしているのです。

①あお向け姿勢
②横向き姿勢
③うつ伏せ姿勢
④四つん這い姿勢
⑤座位姿勢
⑥ヒザ立ち姿勢

## ⑦立位姿勢

ベビーステップ7は、これら7つの姿勢を活用しながら、お尻の筋肉とそのほかの抗重力筋を段階的に連動させていきます。そのため関節への負担を最小限に抑えながら、バランス力のある安定した姿勢の再現性を獲得できるのです。

また、ベビーステップ7はカラダの内側の筋肉を鍛えることを目的としているので、静止した状態で「お尻、骨盤まわり、カラダの内側にある筋肉」に負荷をかけていきます。84ページから詳しく解説していますが、お尻がタルむのは、お尻の筋力低下だけが問題ではないからです。

カラダの内側の筋肉が本来の力を取り戻すことができれば、骨盤は正しい位置に戻り、背中のS字カーブは美しく整い、お尻年齢もリセットできます。

つまり、ベビーステップ7に取り組めば、タレジワやタレ尻を改善できるだけでなく、理想的な美しい姿勢をつくりだすことにもつながるのです。

コラム❶お尻の筋肉とは

# ヒトのお尻は
# 3つの筋肉で構成される

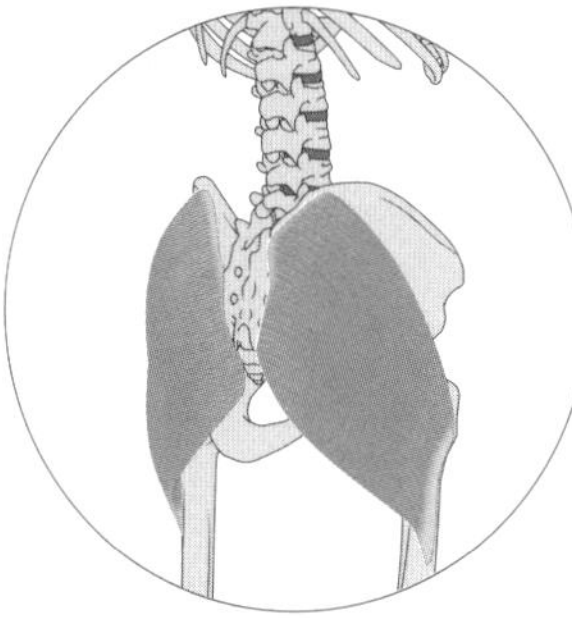

## 大臀筋

ヒトの筋肉の中で最大の筋力を発揮し、お尻の形をつくり出す筋肉。お尻の一番表層に位置して「立つ・歩く・走る・跳ぶ」といった動作に深く関与する。

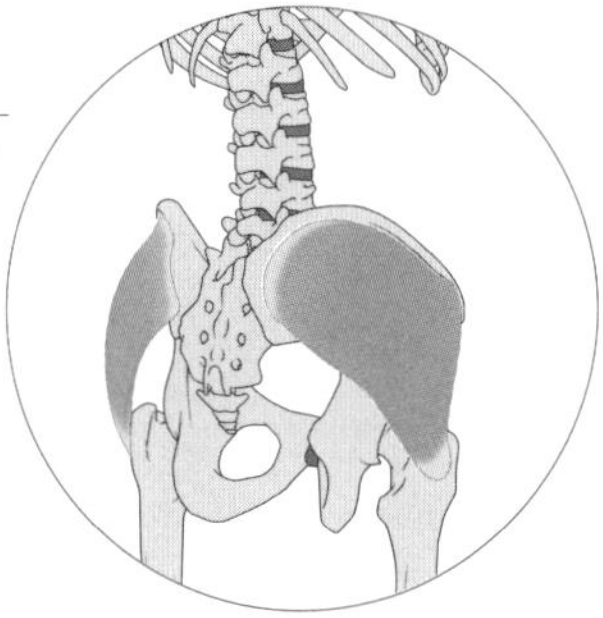

## 中臀筋

片足でバランスを取る際に重要な働きを持つ筋肉。サイドステップなどの動きでも活躍し、お尻の中間層に位置している。

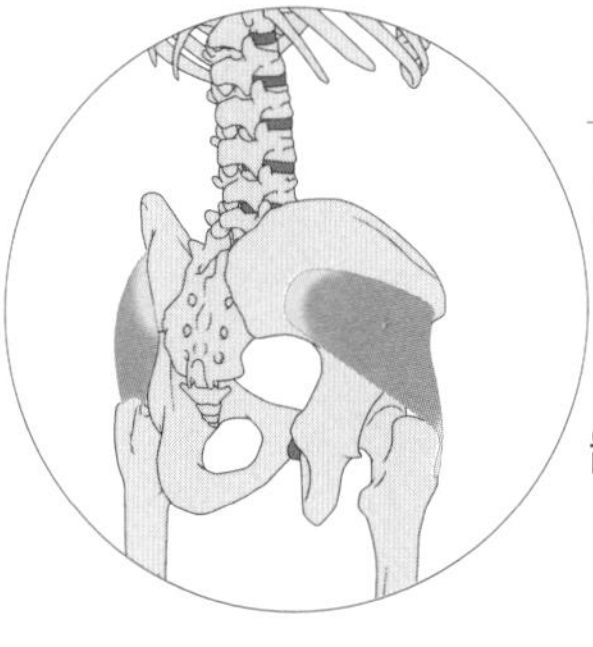

## 小臀筋

中臀筋と同じような働きをするが、小臀筋は、さらに繊細な動きをコントロールしている。お尻の一番深層に位置する。

お尻を構成する筋肉は3層構造です。それぞれが異なる働きを行いつつ、互いに協力し合って股関節のさまざまな動きをコントロールしています。ヒトはほかの哺乳類などと比べてお尻の筋肉がより発達しています。そのため「直立二足立位」や「直立二足歩行」が可能なのです。

## 第2章

# 7つの ベビーステップ

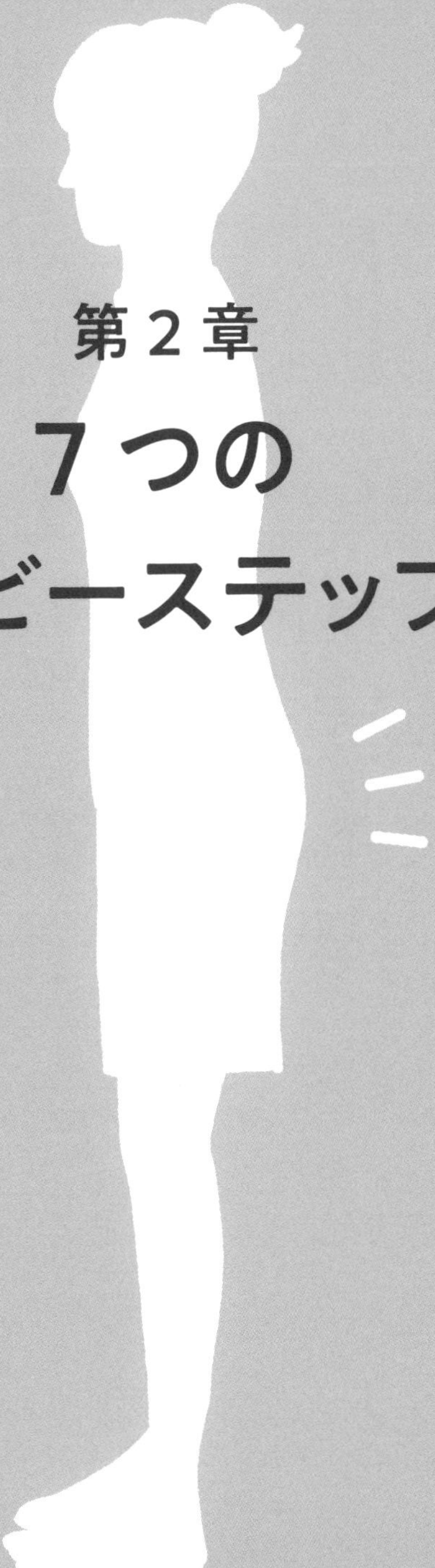

## ベビーステップ7の特徴

本書で紹介するベビーステップ7は、床に寝転がった姿勢からはじまり、だんだんとカラダを起こし、最終的に片足立ちの姿勢を取ります。

ベビーステップの①から⑦にかけて、徐々に難易度と負荷がアップしていく仕組みです。

また、カラダへの負荷が変わるだけでなく、ベビーステップ①からベビーステップ⑦までには、それぞれ異なる目的があります。

**ベビーステップ① あお向け姿勢**

お尻を使うということは、どういうことなのかを知る

**ベビーステップ② 横向き姿勢**

お尻のサイドにある筋肉にアプローチする

### ベビーステップ❸ うつ伏せ姿勢

背中の深層背筋群とお尻の筋肉を連動させる

### ベビーステップ❹ 四つん這い姿勢

四つん這いになって片側の足へ負荷をかける

### ベビーステップ❺ 座位姿勢

上半身の角度が変わっても骨盤の前傾を維持し、お尻の筋肉をしっかり使えるようにする

### ベビーステップ❻ ヒザ立ち姿勢

お尻を中心に上半身からヒザまでを連動させる

### ベビーステップ❼ 立位姿勢

お尻を中心に上半身、ヒザ、足部をつなぎ、理想の姿勢をつくる

トレーニングを行う目的については、それぞれのエクササイズ紹介ページで詳しく解説しています。「なぜこの動きを行うのか」を理解してから運動をすることで、より運動効果を高めることができるでしょう。

続けて、ベビーステップ7に取り組む前に知っておきたいポイントをそれぞれ解説していきます。

## ポイント❶ ピタッと静止する

ベビーステップ7は、お尻にある筋肉とそのほかの抗重力筋を段階的に連動させ、最終的に「立位」と「片足立ち」での安定力を向上させることが目的です。

そのため、スタビライゼーション（安定・固定）したスタイルを用いてトレーニングを行います。つまり、ある**一定の時間「静止姿勢」をキープすることが大切**です。

どのエクササイズでも、姿勢をつくった後は動かずに筋肉に負荷をかけましょう。カラダの内側にある「抗重力筋」はカラダを速く動かすための筋肉ではなく、カラダを重力に反発させて支えるための筋肉です。静止姿勢を維持することで推進筋群を使わずに、効率よく抗重力筋を鍛えることが可能になります。

ただじっとしているだけよりも、カラダを激しく動かしたほうが筋力の向上に結びつくようなイメージがあるかもしれません。しかし、カラダのベースとなる内側の筋肉にフォーカスしてトレーニングを行うときは、「止まった姿勢を維持」することがもっとも大事なのです。

## ポイント❷ 1日1種目からはじめよう

ベビーステップ7でお尻年齢をリセットしたいのであれば、「1日1種目」だけでも良いのでエクササイズを続けてください。一度に多くの種目を行うことよりも、継続することのほうが重要だからです。

お尻の筋肉（抗重力筋）は、刺激を与えていないとすぐに弱ってしまいますが、刺激さえ与えれば低下することはありません。つまり、1日のうち、少しの時間でも良いので抗重力筋にスイッチを入れる時間をつくることが大切なのです。

「毎日、絶対に7種目行おう」という目標を立てるのは悪いことではありません。しかし、仕事や家事が忙しくて取り組めない日もあるでしょう。それが1日、2日、

3日と続けば、やがてやる気を損ないトレーニング自体を止めてしまいたくなるものです。

ベビーステップ7に取り組んで、お尻年齢を若返らせたい方は、ぜひ「365日どんなときでも、どれか1種目だけはやろう」という目標を立ててほしいと思います。

また「1日1種目で本当に効果が現れるものなのか」と、疑問に思う人もいるかもしれません。しかし、1種目でも「継続」することで必ず効果は生まれます。「毎日1種目で良いから続ける」。これが、お尻を変えるための合言葉です。

## ポイント❸ お尻の筋肉は伸ばしながら鍛える

ベビーステップ7は、その名の通り7つの種目で構成されています。

それぞれの動きを詳しく見ていくと、実はベビーステップ①からベビーステップ③と、ベビーステップ④からベビーステップ⑦とでは大きく異なるポイントが存在します。

ベビーステップ①からベビーステップ③までは、お尻の筋肉をギュッと締めながら行います。一方、ベビーステップ④からベビーステップ⑦までは、お尻の筋肉を伸ばしながら負荷をかけていくエクササイズです。

種目ごとにそれぞれ体勢は異なりますが、**ベビーステップ③までは「お尻の筋肉を縮めながら」、ベビーステップ④以降は「お尻の筋肉を伸ばしながら」**という違いがあるのです。

専門的な言葉で言うと「コンセントリック（短縮性）トレーニング」と「エキセントリック（伸張性）トレーニング」に分類できます。

実は、お尻の筋肉を含めた抗重力筋を発達させやすいのは「エキセントリック」のエクササイズです。お尻を構成する抗重力筋は、縮めながら鍛えるよりも、やや伸ばしながら負荷を与えてあげるほうが発達しやすい特徴を持っています。

お尻を含めた抗重力筋群の筋内には「筋紡錘《きんぼうすい》」と呼ばれる「感覚センサー」が存在します。筋紡錘の役目は「筋肉の伸び具合と伸びる速度」を感知し、その情報を常に脳に提供することです。脳は、それらの情報に基づいて自動的に筋肉の出力を調整しています。

つまり、人が無意識にまっすぐ立っていられるのは「筋紡錘＝自動調整センサー」のおかげです。だからこそ抗重力筋群を鍛えるときは、エキセントリックトレーニングのほうが効果的だと言えます。

## ポイント❹ エクササイズを行う順番

45ページで解説したように、ベビーステップ7は「1日1種目行う」ことを継続していくと徐々に効果が現れます。

基本的に、どのステップを選択しても構いませんが、2つだけ守って欲しいルールがあります。**1つ目は「①から順番に取り組む」ことです。**

「もっとも負荷が大きいベビーステップ⑦から取り組もう」

「負荷の高い種目を行えば効果も大きいだろう」

このような考えは間違いです。

ベビーステップ7は、段階を踏みながら、お尻とそのほかの抗重力筋を連動させていきます。そのため、ステップ①が正しくできていないにもかかわらず、いきなりステップ⑦に取り組んでも十分な効果は得られないのです。ステップ①の姿勢が正しく取れるようになるまでは繰り返しステップ①を行い、徐々にレベルを上げてください。

カラダがエクササイズに慣れ、ステップ⑦まで無理なく行えるようになってきたら、後半のステップ④からステップ⑦だけを継続することでも問題はありません。
1日1種目ずつ行う方は、月曜日：ステップ①、火曜日：ステップ②、というように日替わりで取り組むのも良いですし、1日2種目できるならば、月曜日：ステップ①～②、火曜日：ステップ③～④、水曜日：ステップ⑤～⑥とするなど、さまざまなアレンジが可能です。

また、**1日に複数のエクササイズを行う際は「ステップの順番を変えない」**ことを守ってください。これが2つ目のルールです。

たとえば「ステップ②→ステップ④→ステップ⑥」というように、1つ飛ばしで行うことは問題ありませんが「ステップ⑤→ステップ③→ステップ⑦」というように順不同で行うのは避けましょう。

「①から取り組みはじめること」「複数行う際には順番を守ること」。

これ以外はベビーステップ7にNGはありません。もちろんトレーニングを行う時間帯も問いません。皆さんのライフスタイルに合わせて、習慣化できるように上手にアレンジしてみてください。

## ポイント❺ お尻年齢リセットの鍵となるステップ③

お尻年齢をリセット「できる」か「できない」かの鍵を握るのが、ベビーステップ③のエクササイズです。

**ステップ③の姿勢を正しく取れなければ、それ以降のエクササイズを正しく行うことができません。**48ページで「いきなりステップ⑦に取り組んでも効果は得られない」と説明したのは、このためです。

ステップ③の「うつ伏せ姿勢」には（62ページ）、深層背筋群とお尻の筋肉を連動させる目的があります。ステップ③のエクササイズが正しくできるようになれば、ステップ④以降のエクササイズにおいても、お尻と背中のラインをしっかりとキープできるでしょう。

本書の後半で詳しく解説しますが「お尻」と「背中」は切っても切り離せない関係性にあります。ベビーステップ7を通じてお尻のスイッチを入れるためには、背中のニュートラルなラインを崩さないことが、とても重要になってくるのです。

ポイント❻

## お尻と抗重力筋群を連動させる

ベビーステップ7は、単純にお尻の筋肉を鍛えるのではなく、お尻と抗重力筋群を連動させることで正しい姿勢をつくり、お尻年齢のリセットを図ります。

それぞれのエクササイズにおいて、どのような抗重力筋群とお尻を連動させていくのかを知っておきましょう（52〜53ページ）。

### お尻と背中は連動している

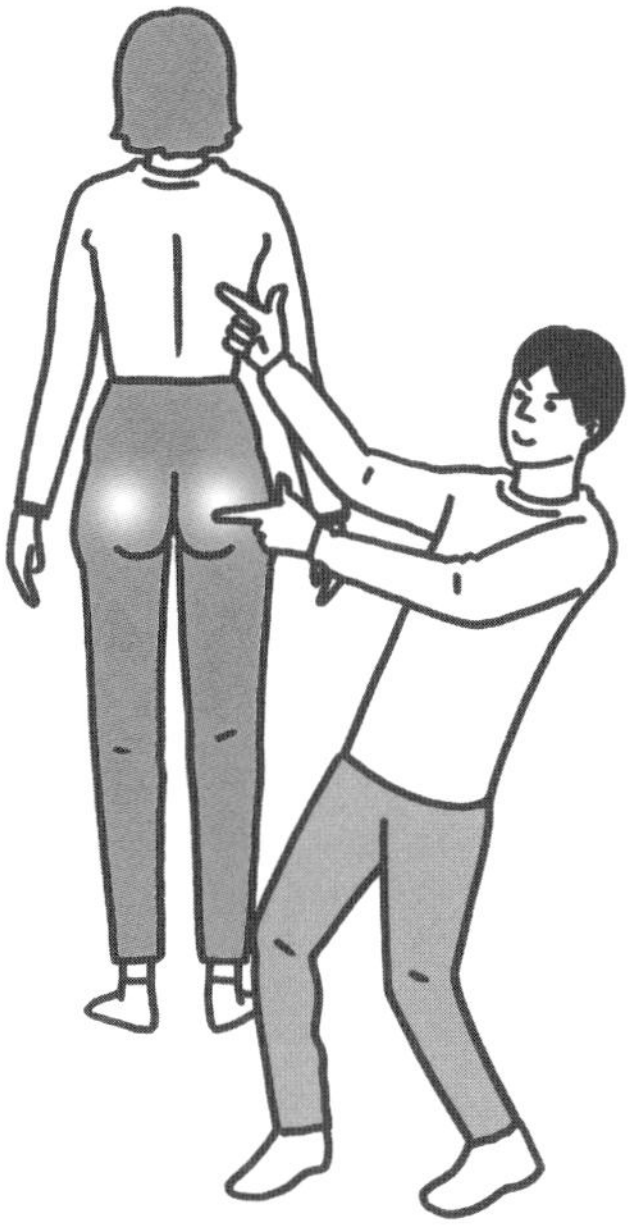

お尻がタレるのは、お尻だけの問題ではない。背骨がカラダへの負担が少なくバランスの取れた「ニュートラルなライン」を維持できることで、お尻の退化にもストップがかけられる。

## ベビーステップ7の流れと そのほかの抗重力筋群との連動

| | ベビーステップ❶ あお向け姿勢 | ベビーステップ❷ 横向き姿勢 | ベビーステップ❸ うつ伏せ姿勢 | ベビーステップ❹ 四つん這い姿勢 | ベビーステップ❺ 座位姿勢 | ベビーステップ❻ ヒザ立ち姿勢 | ベビーステップ❼ 立位姿勢 |
|---|---|---|---|---|---|---|---|
| 抗重力腹筋群 | ○ | ○ | ○ | ○ | ○ | ○ | ○ |
| 体幹サイド 抗重力筋群 | | ○ | ○ | ○ | ○ | ○ | ○ |
| 抗重力背筋群 | | | ○ | ○ | ○ | ○ | ○ |
| 抗重力 大腿内転筋群 | | | | ○ | ○ | ○ | ○ |
| 抗重力股関節 屈曲・伸展筋群 | | | | | ○ | ○ | ○ |
| 抗重力股関節内外旋筋群 抗重力膝関節伸筋群 | | | | | | ○ | ○ |
| 抗重力膝屈曲 及び下腿筋群 | | | | | | | ○ |

・**抗重力腹筋群**: 横隔膜、腹横筋、内腹斜筋、 骨盤底筋

・**体幹サイド抗重力筋群**: 内外肋間筋、三角筋中部など

・**抗重力背筋群**: 短回旋筋、長回旋筋、多裂筋など

・**抗重力大腿内転筋群**: 短内転筋、長内転筋 (中枢部)、三角筋など

・**抗重力股関節屈曲・伸展筋群**: 腸骨筋、大内転筋など

・**抗重力股関節内外旋筋群・抗重力膝関節伸筋群**: 内側広筋、外側広筋、中間広筋、股関節外旋六筋、恥骨筋 (股関節内旋筋) など

・**抗重力膝屈曲及び下腿筋群**: 大腿二頭筋短頭、ヒラメ筋、前脛骨筋、後脛骨筋、長腓骨筋、短腓骨筋、 底背側骨間筋など

# 本書に登場する主要な筋肉の位置

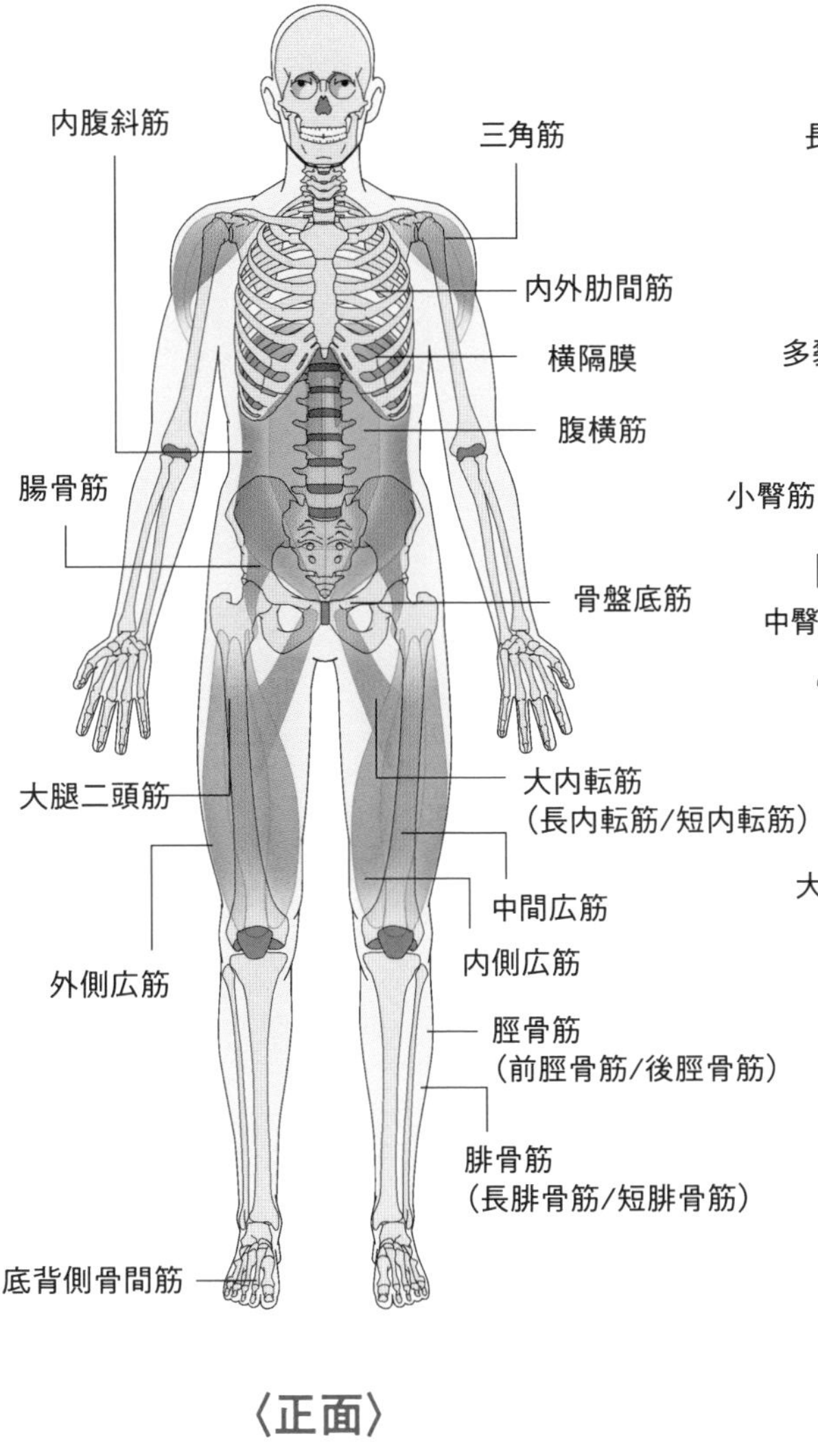

内腹斜筋
三角筋
内外肋間筋
横隔膜
腹横筋
腸骨筋
骨盤底筋
大腿二頭筋
大内転筋
（長内転筋/短内転筋）
中間広筋
内側広筋
外側広筋
脛骨筋
（前脛骨筋/後脛骨筋）
腓骨筋
（長腓骨筋/短腓骨筋）
底背側骨間筋
〈正面〉


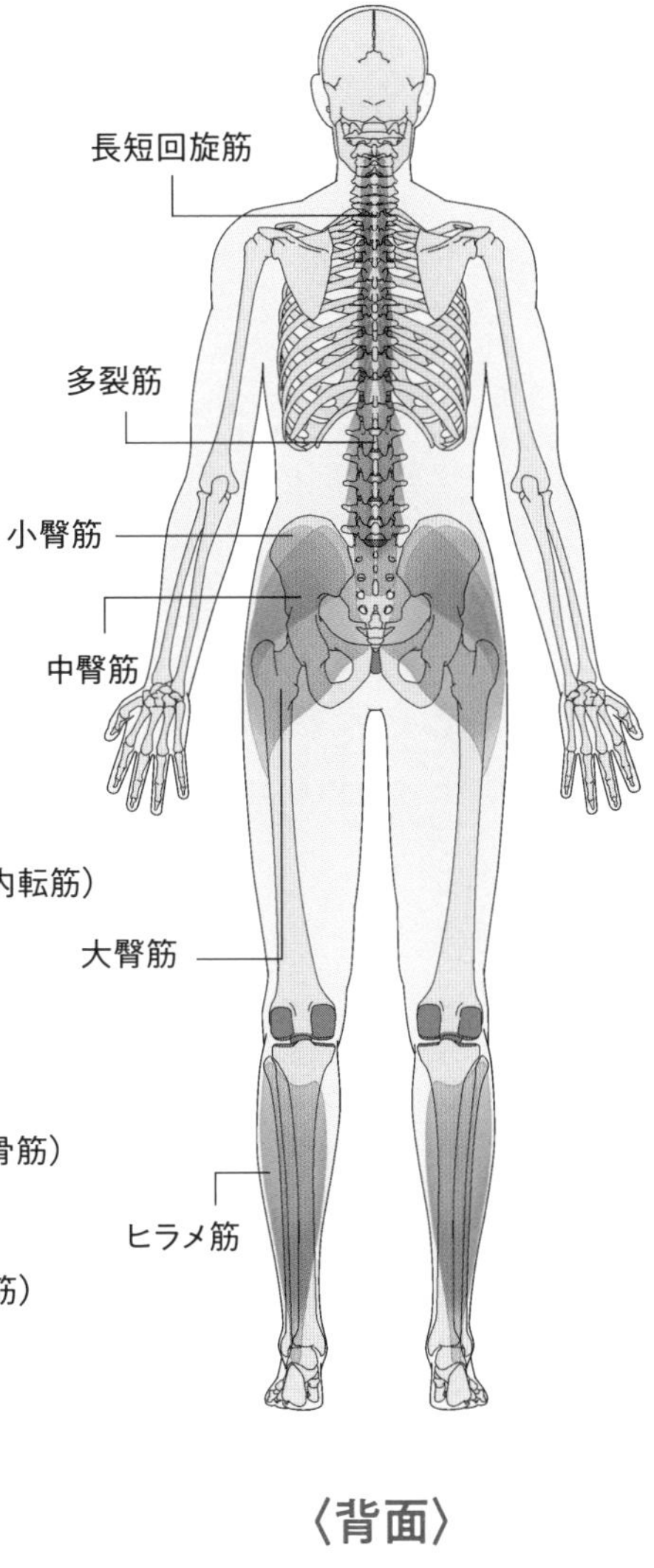

長短回旋筋
多裂筋
小臀筋
中臀筋
大臀筋
ヒラメ筋
〈背面〉

STEP

# 1 あお向け姿勢

## お尻の意識を高めて抗重力筋を連動させよう

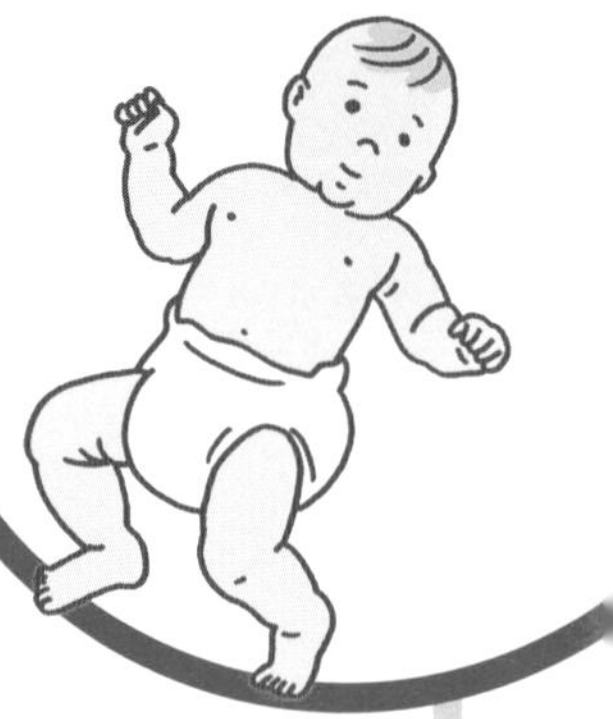

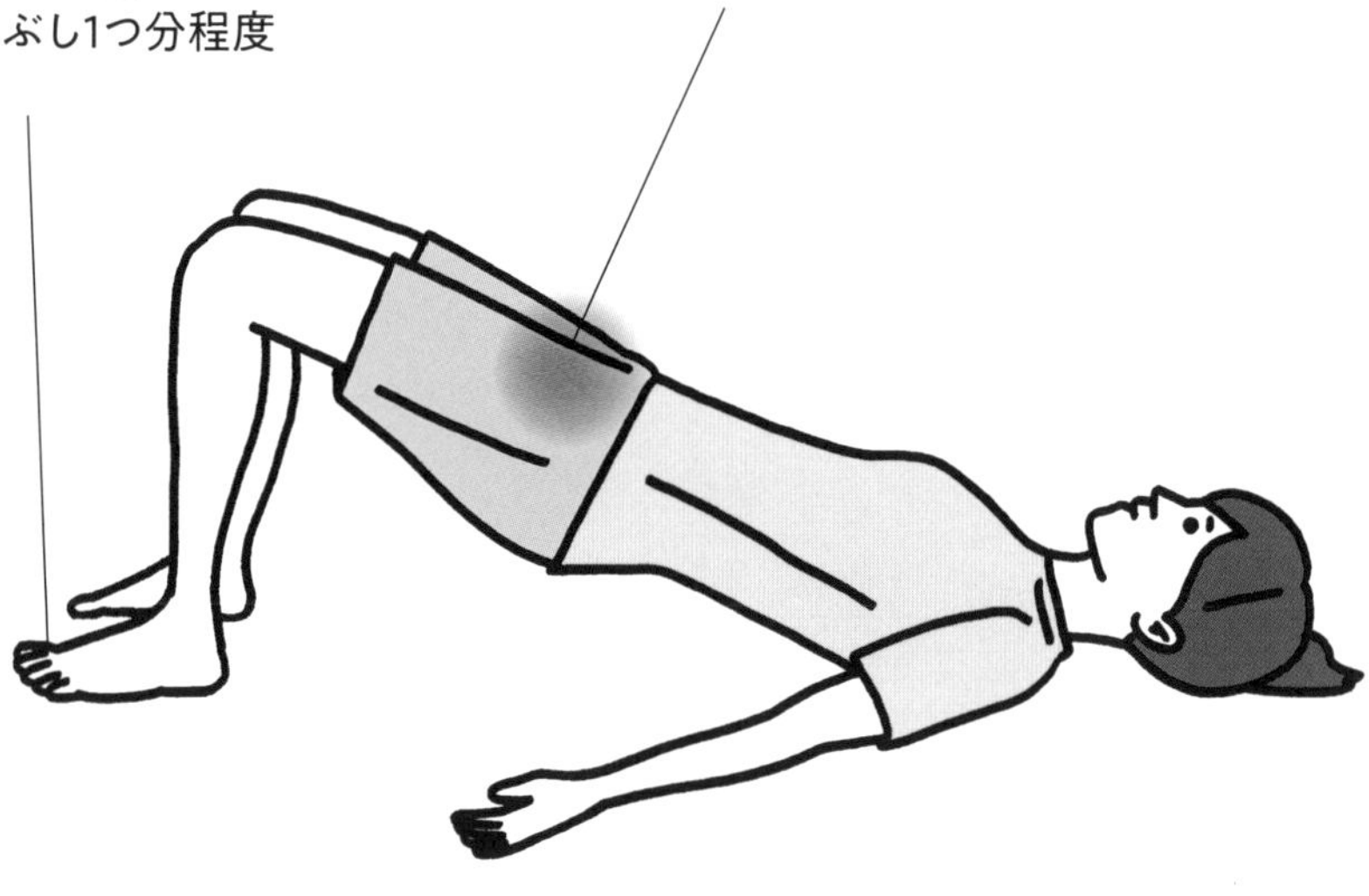
股関節は
まっすぐにする
両足の幅は
こぶし1つ分程度

1 あお向けになって両ヒザを立てる。
つま先をまっすぐ前に向けたまま、
お尻を持ち上げる。

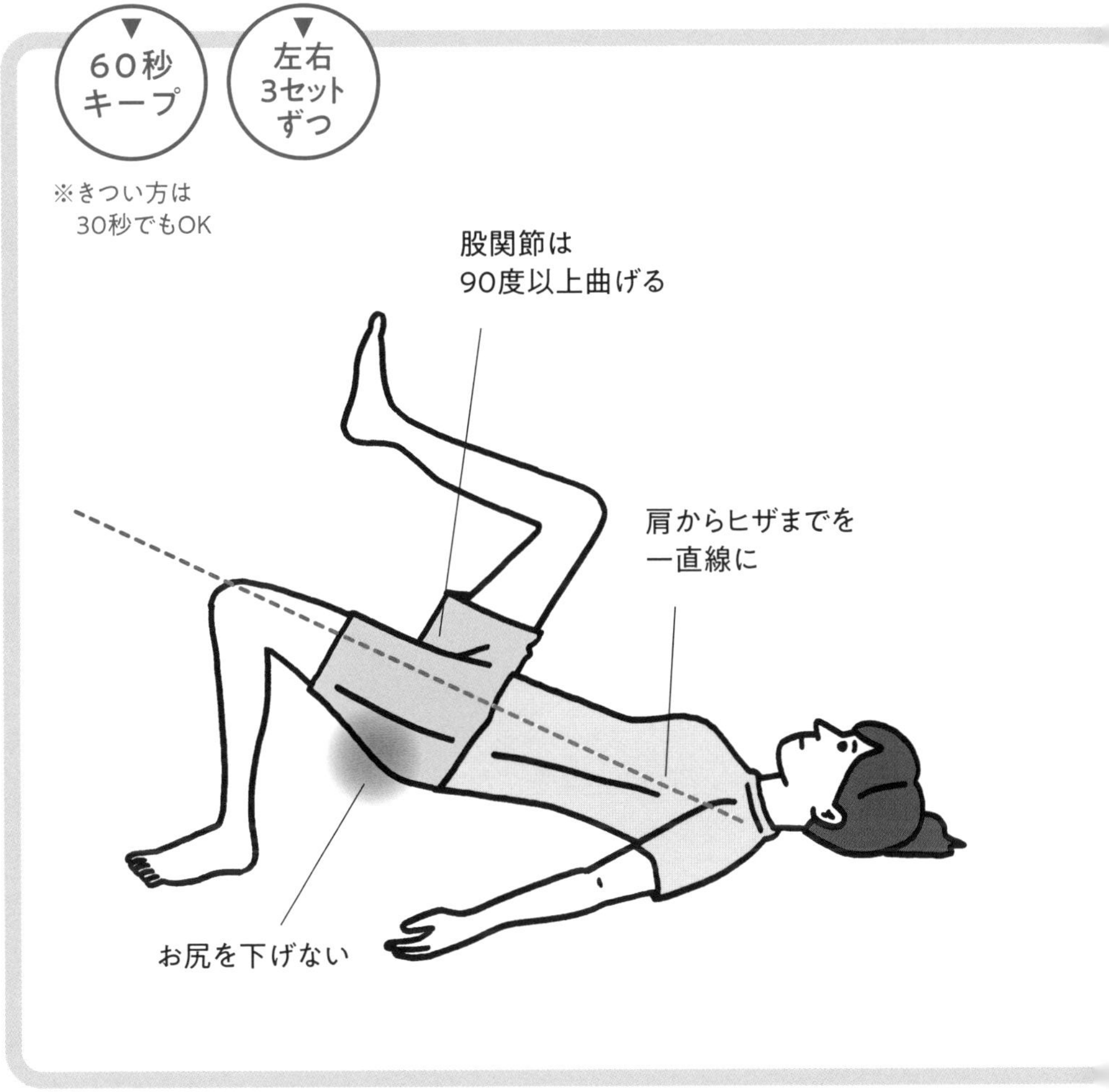
60秒
キープ
左右
3セット
ずつ
※きつい方は
30秒でもOK
股関節は
90度以上曲げる
肩からヒザまでを
一直線に
お尻を下げない

**2**　1の姿勢を維持したまま片方の足を持ち上げ、
ヒザを胸に近づける。
そのまま60秒間姿勢をキープする。

ベビーステップ①

# お尻を使えているかの確認

ベビーステップ①の「あお向け姿勢」は、お尻の筋肉に負荷をかけるだけでなく、しっかりお尻を使えているかを確認するためのエクササイズです。

床にあお向けになったら両ヒザを立て、お尻に力を入れながら腰を持ち上げます。そこから、片方の足のヒザを曲げたまま、できるだけ胸に引き寄せてください。**肩からヒザまでのラインが一直線になっていることが理想**です。この姿勢を60秒間キープします。反対側の足でも同様に行いましょう。

ポイントは**「正しくお尻に力を入れる」**ことです。

ヒザを持ち上げたときに、お尻を触ってみてください。お尻の筋肉に力が入りガッチリ硬くなっていればOKです。実はこのエクササイズは、一見、簡単そうに見えますが、お尻ではなく太ももの後ろに力を入れてしまう人が多い傾向にあります。また、背中が反ってしまう人も要注意。背筋に力が入ってしまい、お尻への効果は期待できません。「お尻を使う」とはどういう状態なのかを自ら意識できるようになるためのエクササイズです。

ワンポイントアドバイス

# 肩からヒザのラインを一直線に保とう

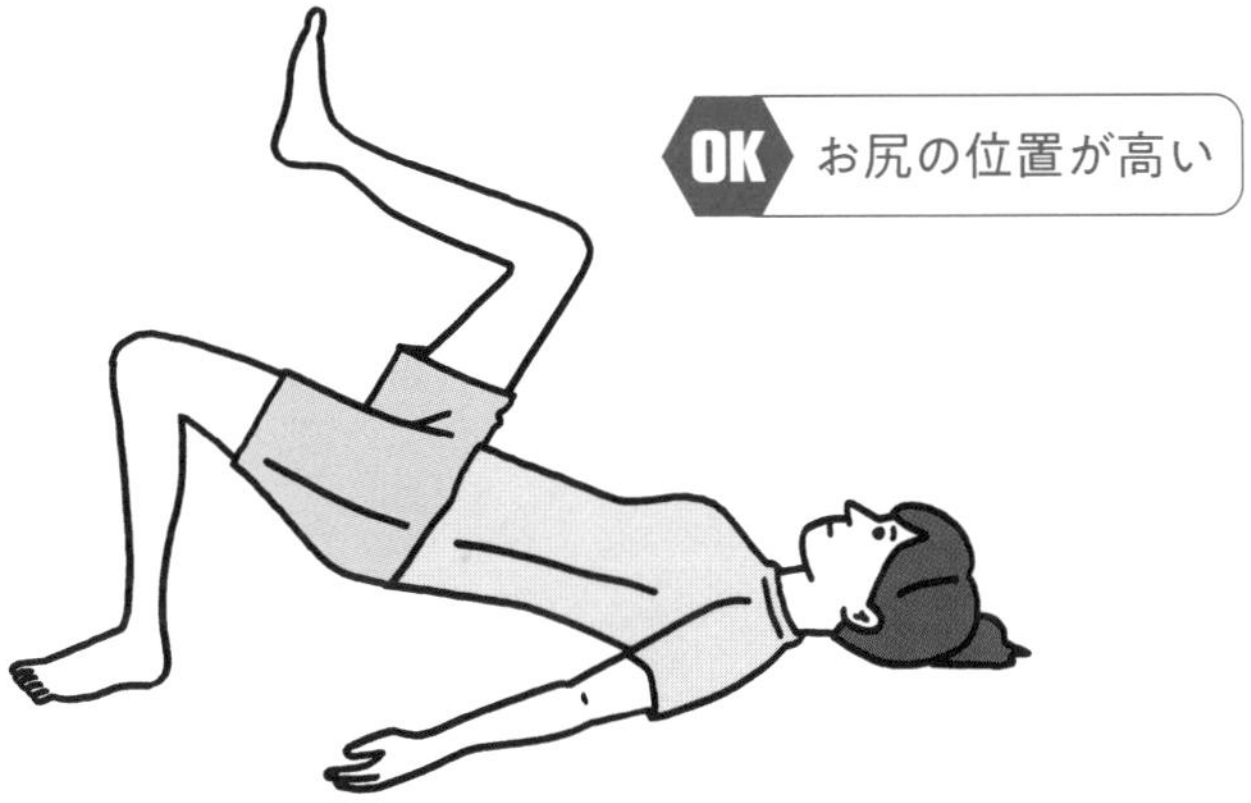


お尻の力を使って腰を持ち上げるのがポイント。
肩からヒザまでのラインを一直線にキープ。

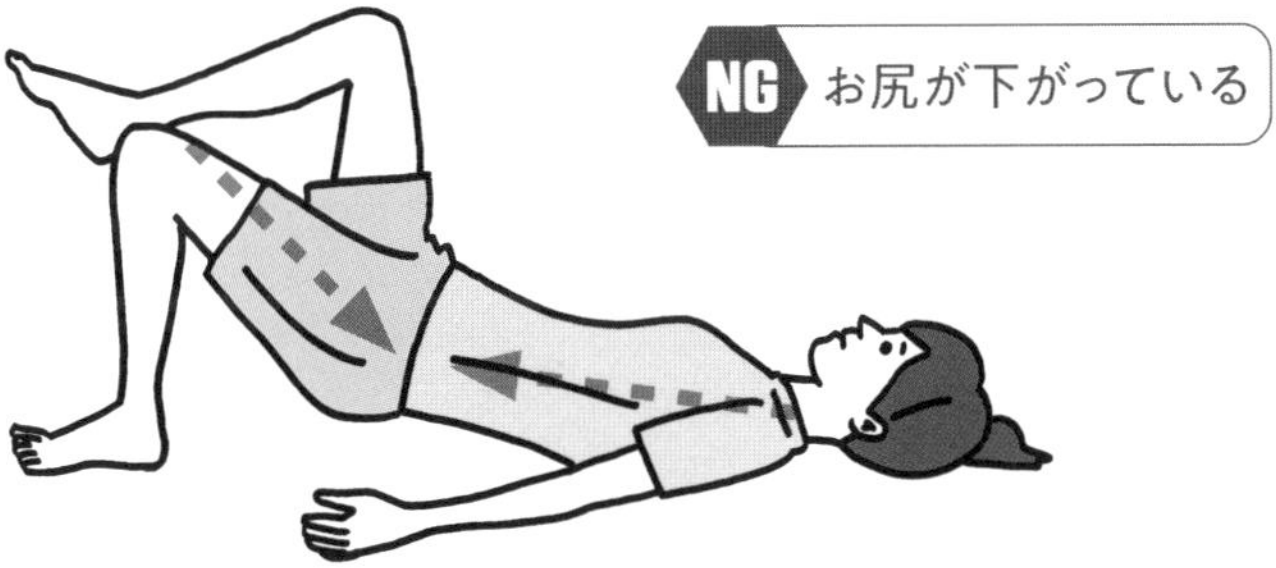


お尻の位置が下がっているのは、
十分に刺激を与えられていない証拠。
ヒザの角度はできるだけ90度を維持しよう。

STEP

# 2 横向き姿勢

## お尻と体幹の横側の
## 抗重力筋を連動させよう

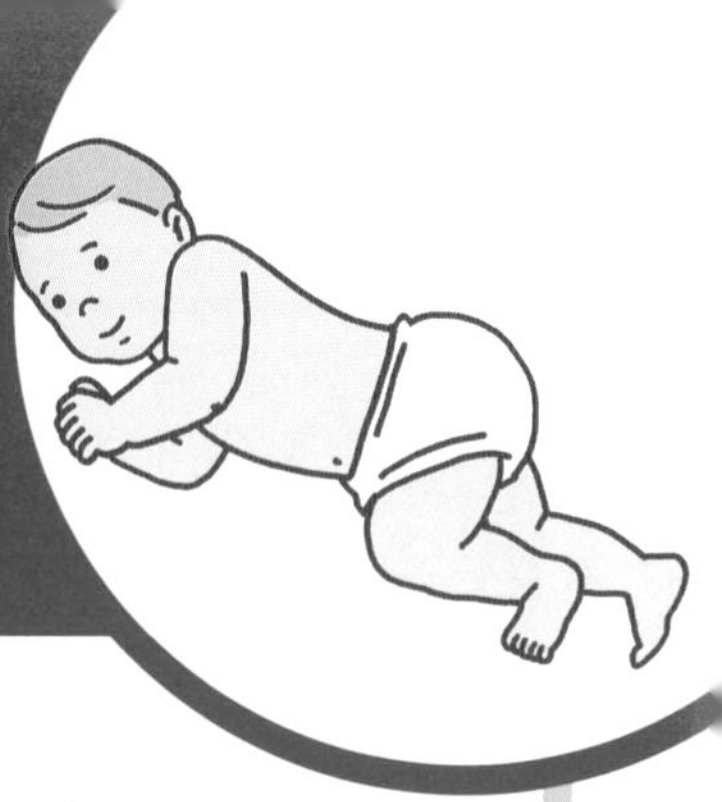

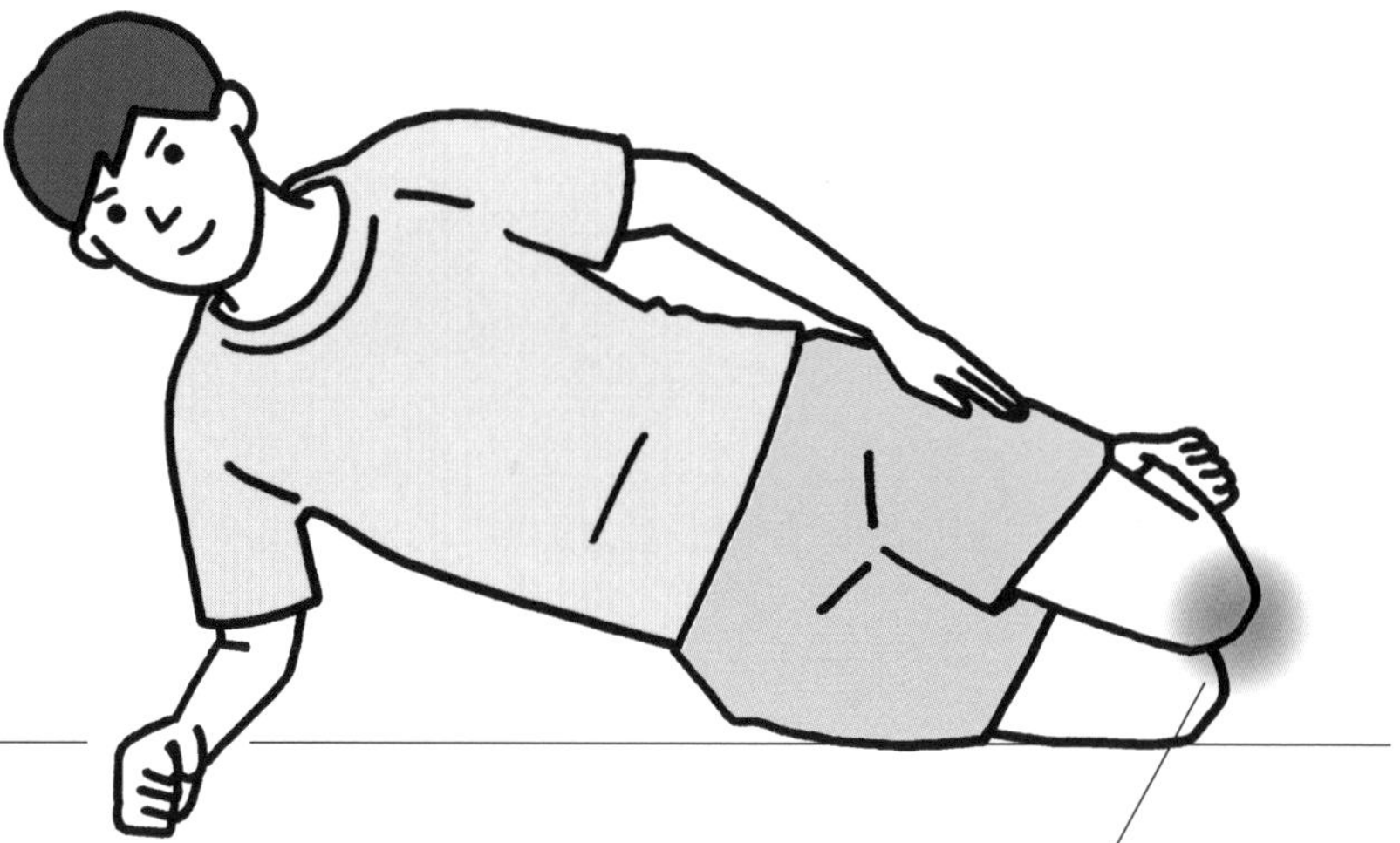
胸を張って上半身を
できるだけ垂直に起こす
ヒザは90度に曲げる

1 横向きで寝て、
肩の真下にヒジをつく。

60秒
キープ

左右
3セット
ずつ

※きつい方は
30秒でもOK

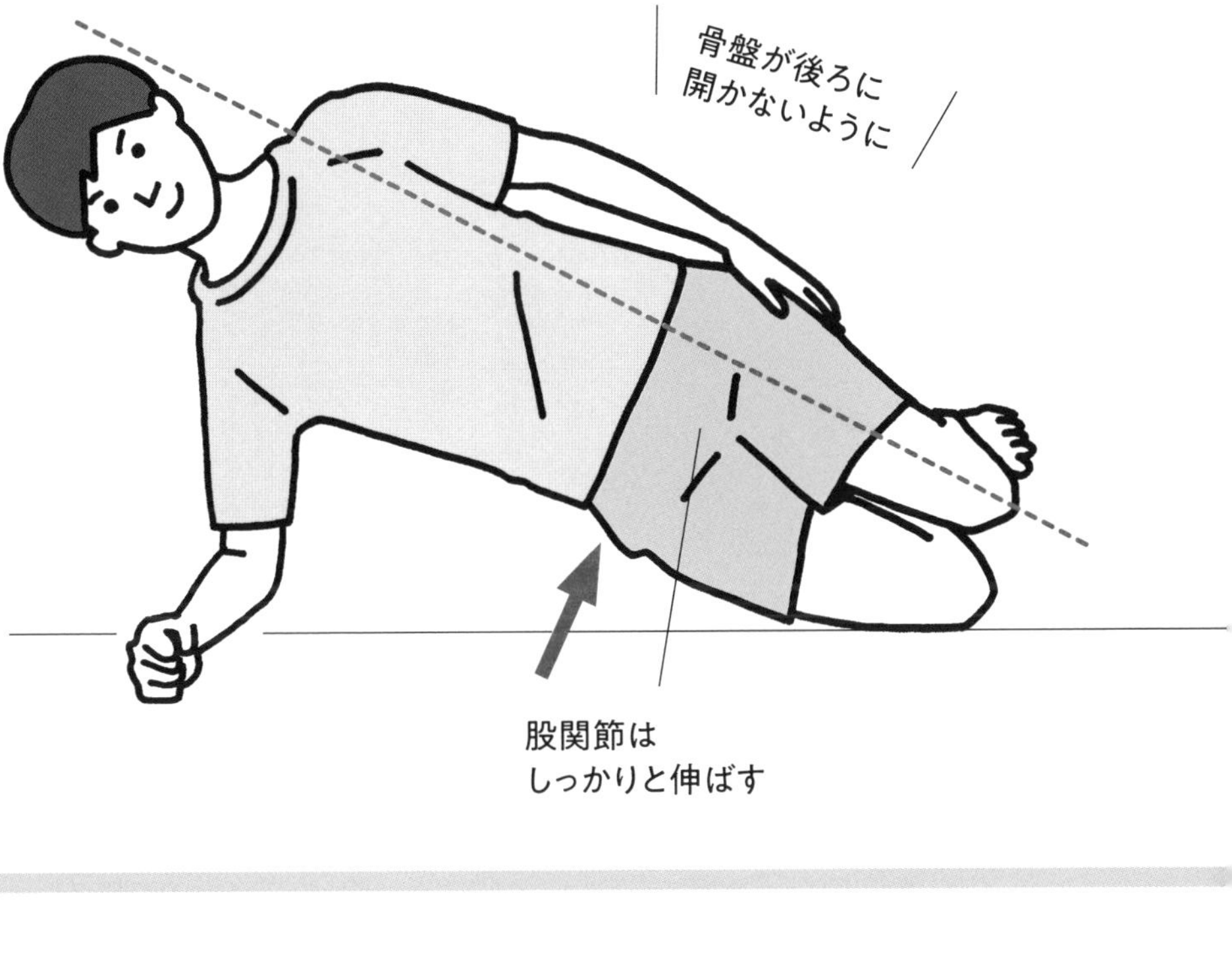
骨盤が後ろに
開かないように
股関節は
しっかりと伸ばす

**2** 1の姿勢からお尻を持ち上げて、
肩からヒザまでが斜め一直線になる姿勢を取る。
そのまま60秒間姿勢をキープする。

ベビーステップ❷

## 片足立ちをするときに働く筋肉を鍛える

ベビーステップ②の「横向き姿勢」は、お尻の横側の筋肉に刺激を与え、左右のバランスを整えることが目的です。

お尻のサイドにある筋肉は「中臀筋」と「小臀筋」です。これらは片足立ちをするときに働く筋肉です。中臀筋と小臀筋を鍛えることで、片足立ちをしてもフラフラとバランスを崩すことなく、ピタリと静止できるようになります。

床に横向きに寝たら、片方のヒジとヒザでカラダを支え、お尻を持ち上げます。肩からヒザまでが斜め一直線になる姿勢を取ったら60秒間キープしましょう。反対側も同様に行います。また、ベビーステップ①と同様に、お尻の横側が硬くなっているか確認してみましょう。お尻のサイドにある筋肉を正しく使えていない人は、脇腹に力が入りがちです。普段、片足立ちをしたときに上半身を軸足側に傾けて脇腹の筋肉でバランスを取っている人は多いもの。上半身を持ち上げるほど、お尻ではなく脇腹を使ってしまうので、**必ず斜め一直線の姿勢をキープ**してください。

ワンポイント
アドバイス

## 骨盤が開かないように しっかりと胸を張る

OK 股関節が常に伸ばされている

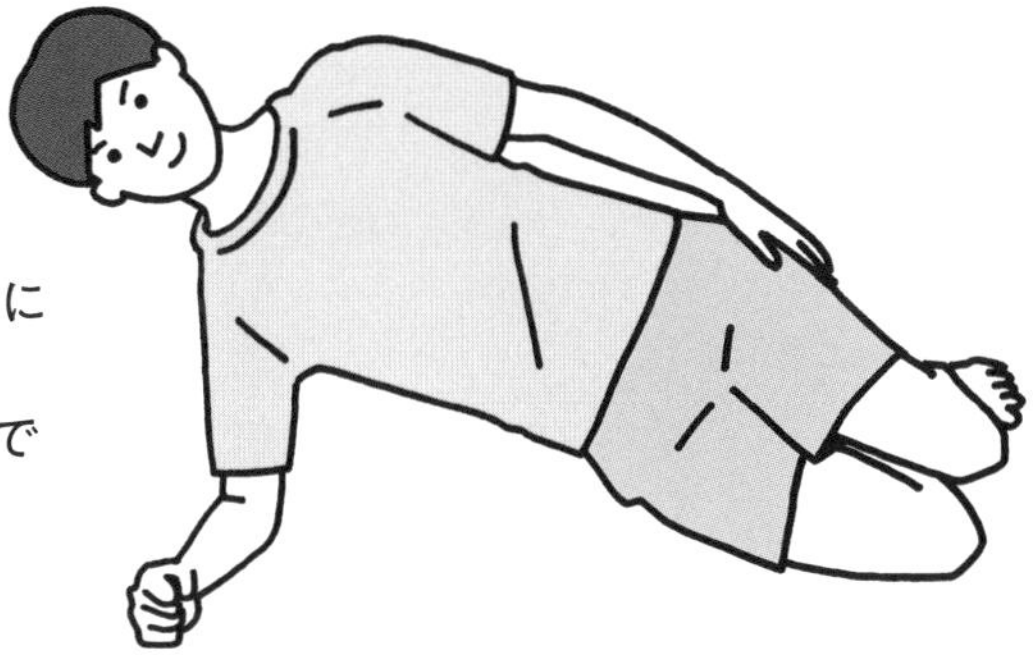

肩からヒザまで斜め一直線に
なるような姿勢をつくろう。
股関節を伸ばし続けることで
お尻の横側にある筋肉に
刺激が加わる。

NG 骨盤が後ろに開いている

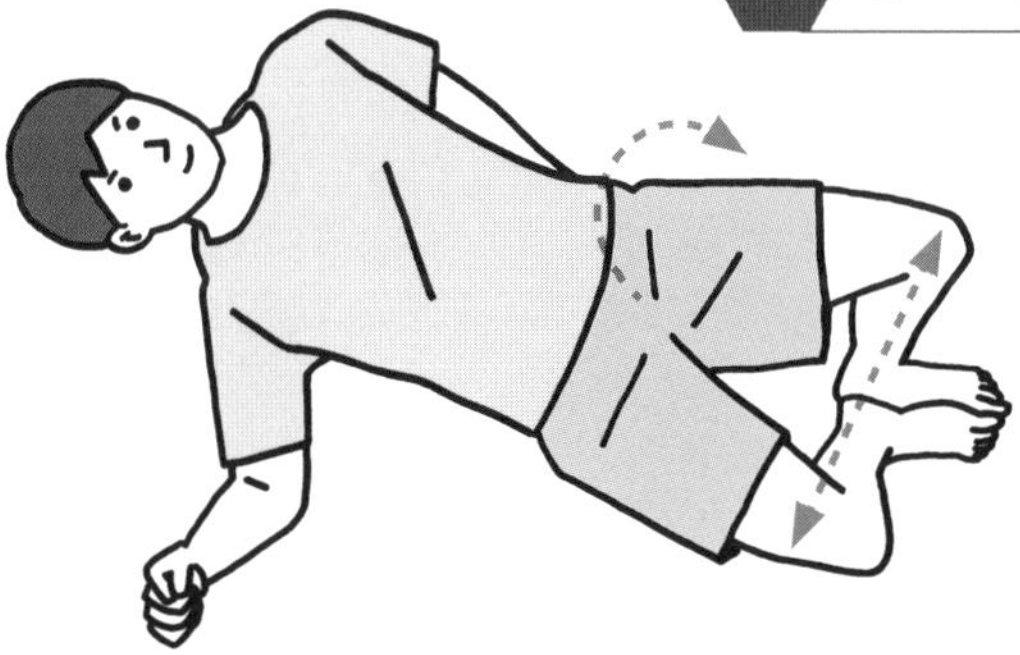

両ヒザが離れて骨盤が後ろに開くと
中臀筋や小臀筋にうまくアプローチできない。
しっかりと胸を張って股関節を伸ばそう。

STEP 3

# うつ伏せ姿勢

## お尻と深層背筋群を連動させよう

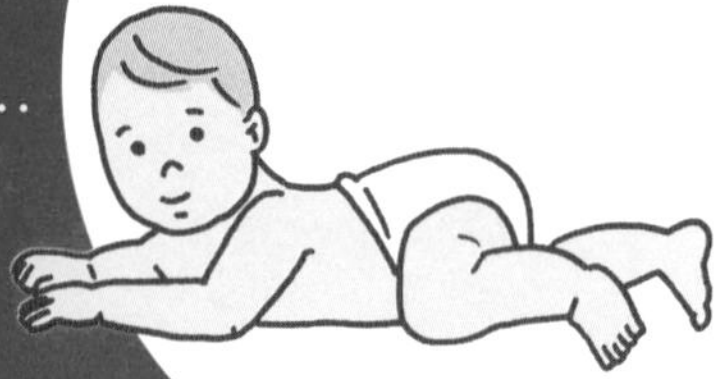

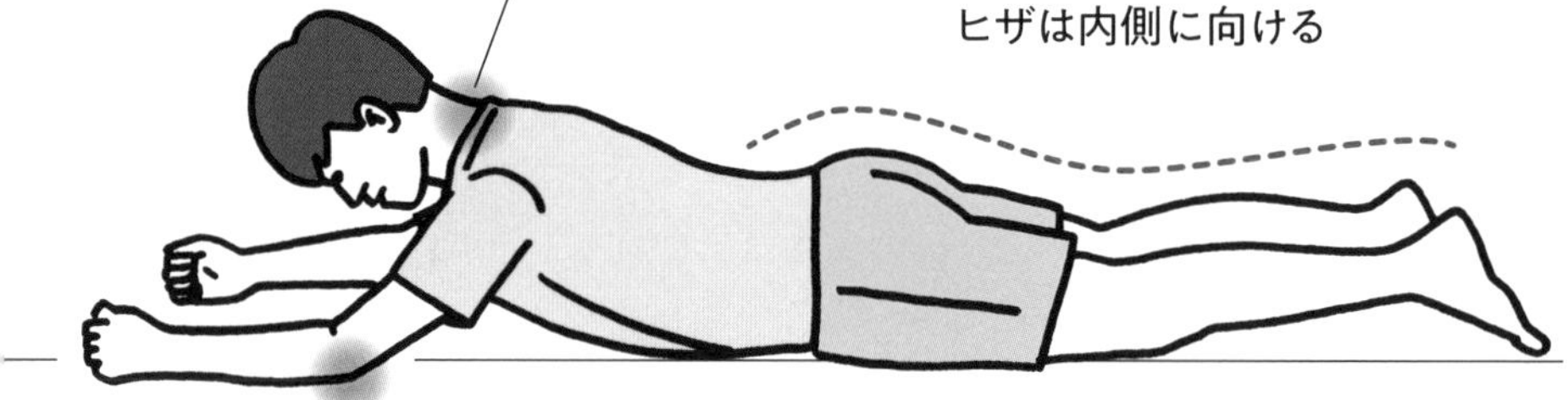
首の力を抜く
下半身は力を抜いて
ヒザは内側に向ける
ヒジは肩よりも前につき
両手は肩幅よりも開く

**1** うつ伏せになり
上半身（みぞおちから上）を
できるだけ起こす。

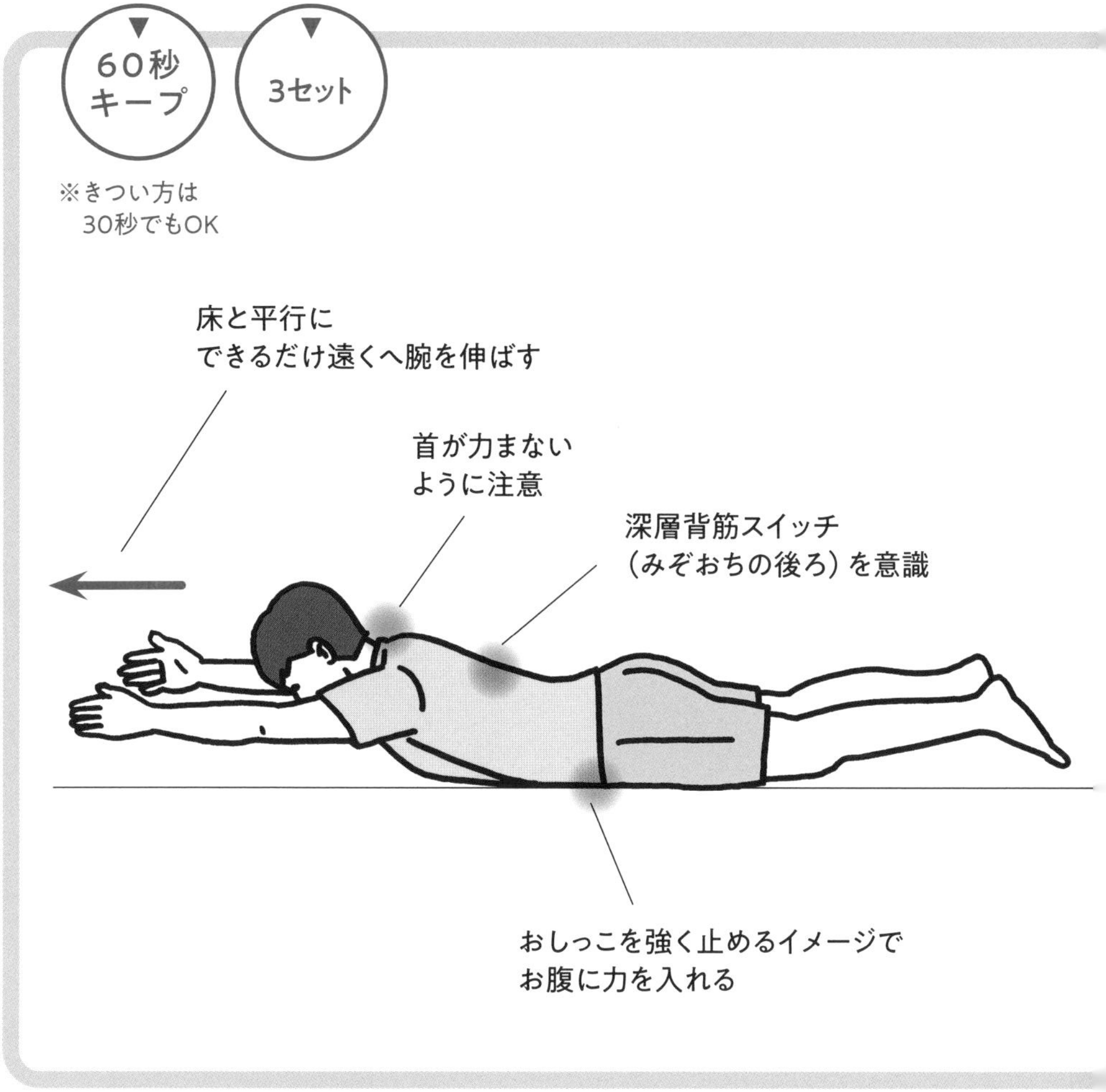
60秒
キープ
3セット
※きつい方は
30秒でもOK
床と平行に
できるだけ遠くへ腕を伸ばす
首が力まない
ように注意
深層背筋スイッチ
（みぞおちの後ろ）を意識
おしっこを強く止めるイメージで
お腹に力を入れる

**2**　1の姿勢から両腕を床から少しだけ浮かせる。
その姿勢を60秒間キープする。

ベビーステップ③

# 深層背筋群の使い方を身につける

ベビーステップ③の「うつ伏せ姿勢」は、50ページでも解説したように、7つの種目の中でも、かなり重要度の高いエクササイズです。

ステップ①、②との大きな違いは、うつ伏せになることで、**お尻の筋肉だけでなく深層背筋群にもしっかりとアプローチできる点です。**

床にうつ伏せになったらヒジをついて、みぞおちから上をぐんと起こします。そこから、さらに「前にならえ」をするように両腕を伸ばしましょう。この姿勢を60秒間キープします。

赤ちゃんは、いくつかの段階を踏みながら「ハイハイ」ができるようになります。一般的には「あお向けの姿勢」→「寝返り」→「うつ伏せ」と、徐々にステップアップしていくものです。つまり、赤ちゃんも「うつ伏せ姿勢」を取りながら深層背筋群を発達させているのです。

**深層背筋群とお尻の筋肉は連動しています。**お尻の筋肉をしっかり使えるようになるためにも、うつ伏せ姿勢のマスターは必須課題です。

ワンポイントアドバイス

# 上半身をできるだけ床から離そう

OK みぞおちから上が十分に起きている

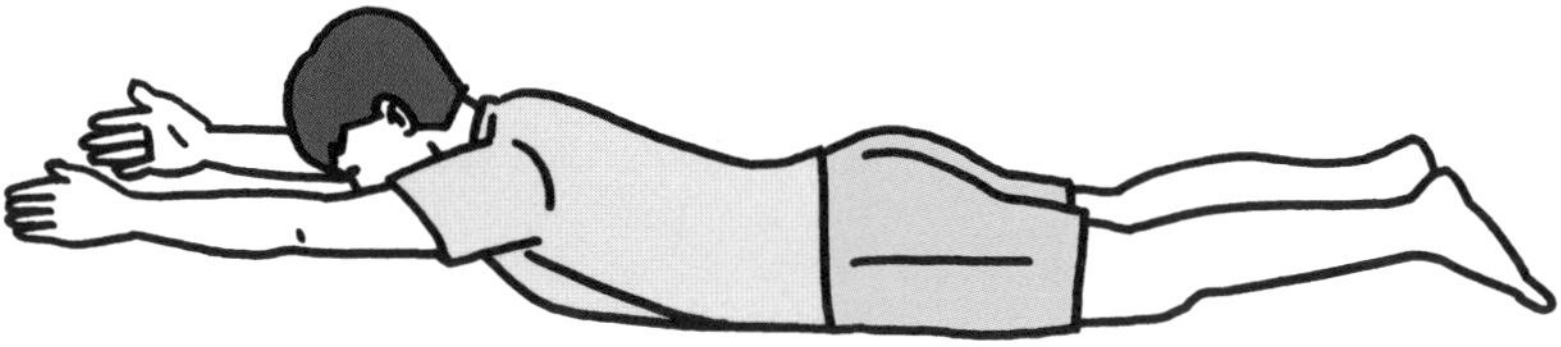

しっかりと上体を起こすことで
深層背筋群に負荷をかけることが可能。
足が床から浮かないように注意しよう。

NG 首に力が入りすぎている

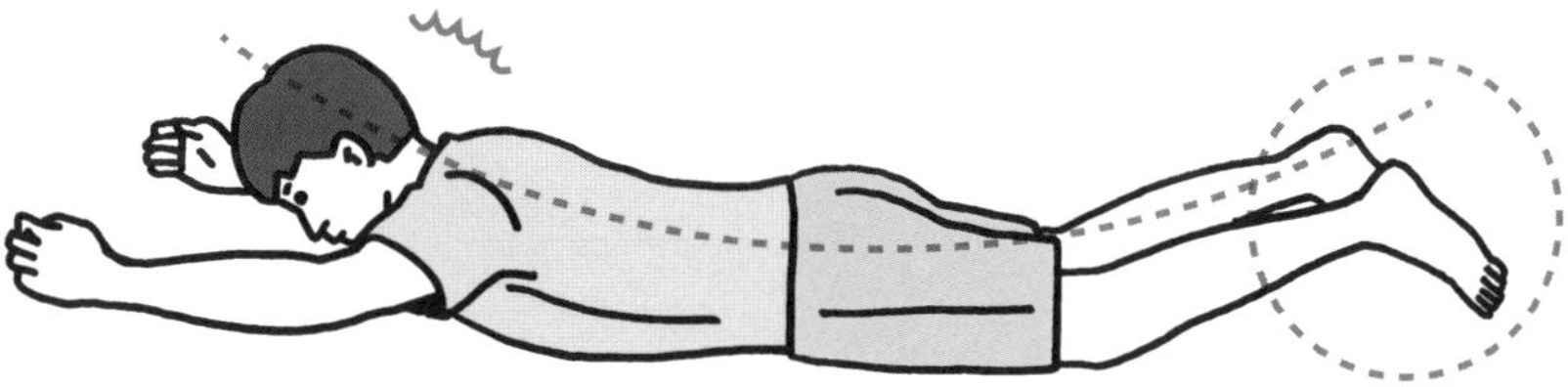

首の力で上半身を持ち上げようとせず、
腹筋とお尻に力を入れてカラダを起こそう。
足が床から離れると効果は半減してしまう。

## STEP 4 四つん這い姿勢

### お尻、深層内転筋群、対角線上の三角筋を連動させよう

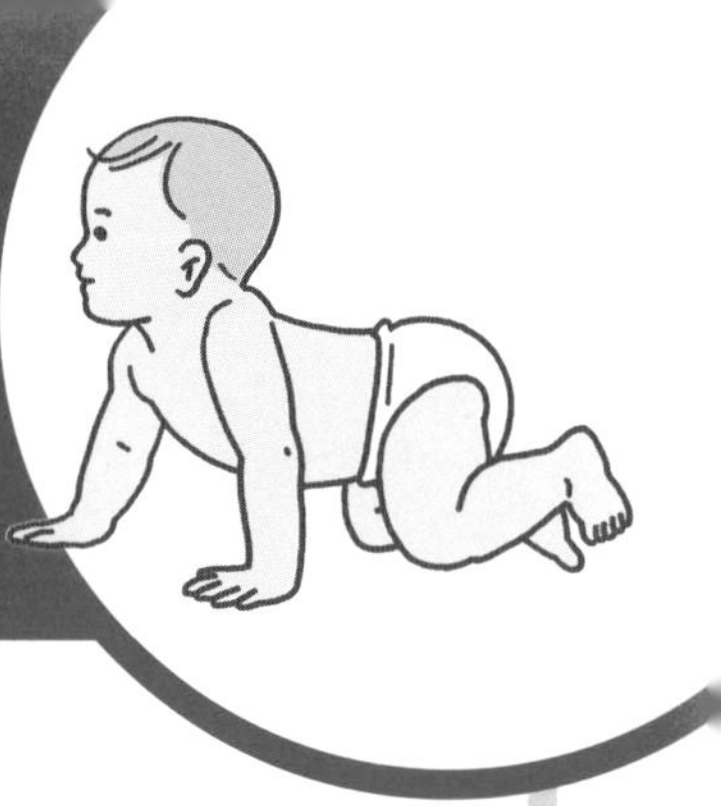

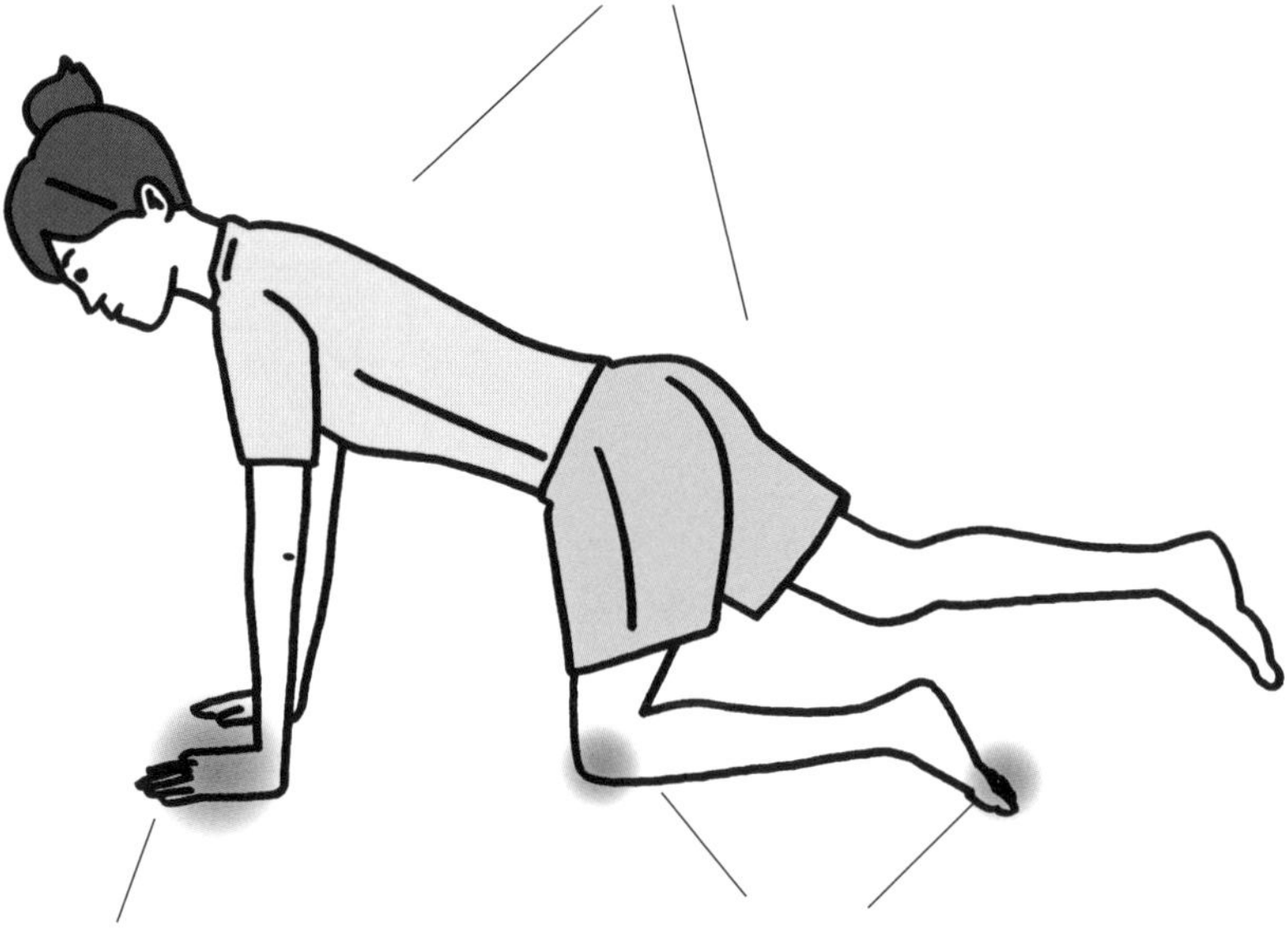
両手と片方の足に
均等に体重をのせる
両手は肩の真下につく
骨盤の真下にヒザをつき
足の指は寝かせておく

**1** 四つん這いの姿勢になり
片方の足を後方に下げて
床から5センチ程度浮かせる。

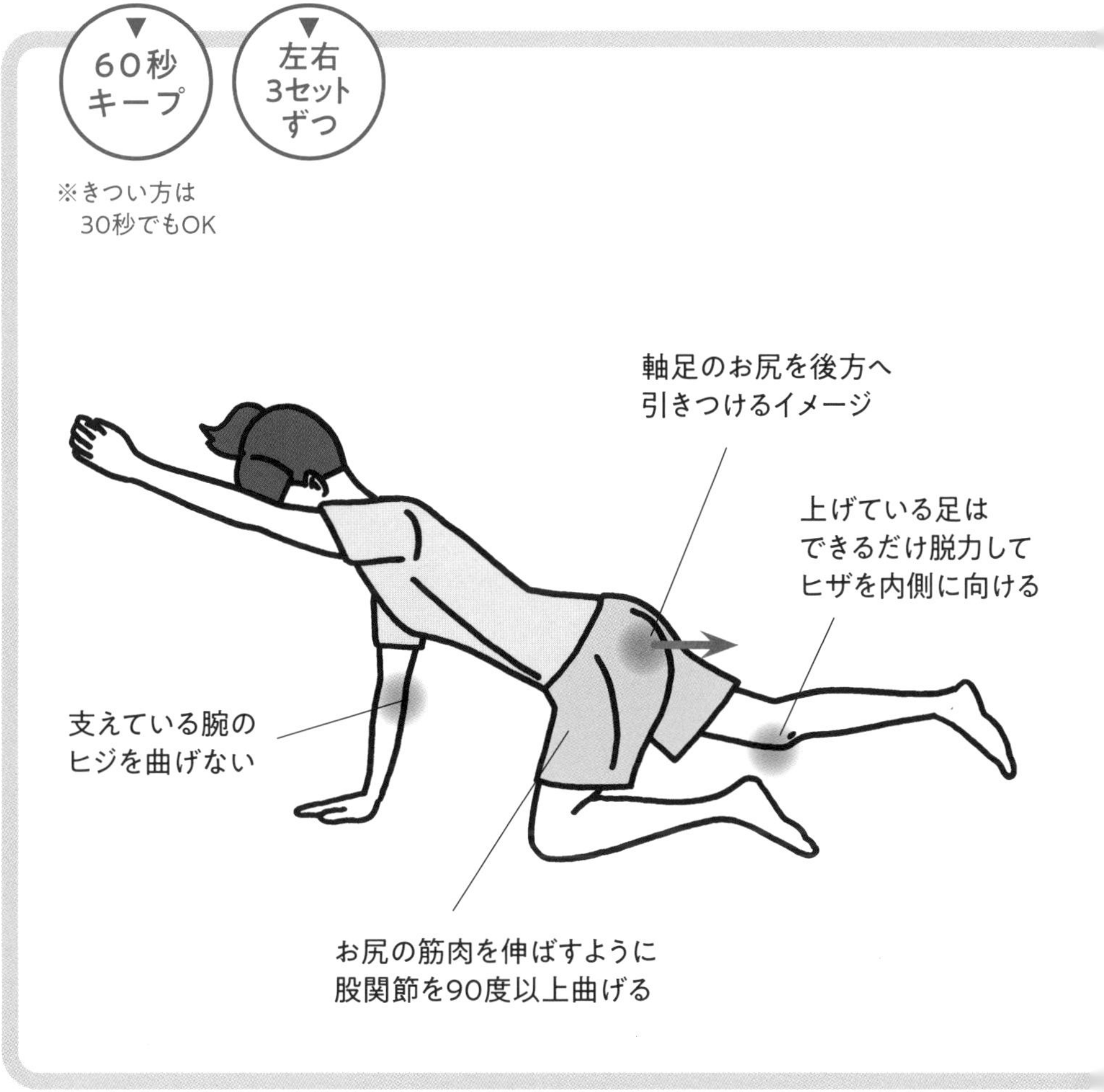
60秒キープ
左右3セットずつ
※きつい方は30秒でもOK
軸足のお尻を後方へ引きつけるイメージ
上げている足はできるだけ脱力してヒザを内側に向ける
支えている腕のヒジを曲げない
お尻の筋肉を伸ばすように股関節を90度以上曲げる

**2** 1の姿勢から上げている足と対角線上の腕をできるだけ高く上げ、その姿勢を60秒間キープする。

ベビーステップ④

## 背中のラインを維持しながらお尻に負荷をかける

ベビーステップ④の「四つん這い姿勢」は、お尻の筋肉を伸ばしながら負荷をかけていくエクササイズです。

四つん這いの姿勢を取って片方の足を上げたら、その足と対角線上にある腕を持ち上げます。この姿勢を60秒間キープしましょう。反対側も同様に行ってください。

ポイントは、**背中のラインをキープしながら静止する**ことです。ニュートラルなラインを維持することで、深層背筋群とお尻を連動させられます。

また、手で体重を支えるのではなく、**お尻に力を入れてバランスを取る**ことを意識してください。このとき**支えているほうの手のヒジを曲げない**ように注意しましょう。

ベビーステップ④以降は正しい姿勢を維持することが難しくなっていくはずです。エクササイズに慣れてくれば、より後ろに重心をのせられるようになります。

①から③を繰り返し行いゆっくりレベルアップしていきましょう。

ワンポイントアドバイス

# 背中のニュートラルラインをキープしよう

**OK** 背中のラインを維持できている

手はできるだけ高く、
足は低めに上げるのがポイント。
このとき背中のラインが
崩れないように意識しよう。

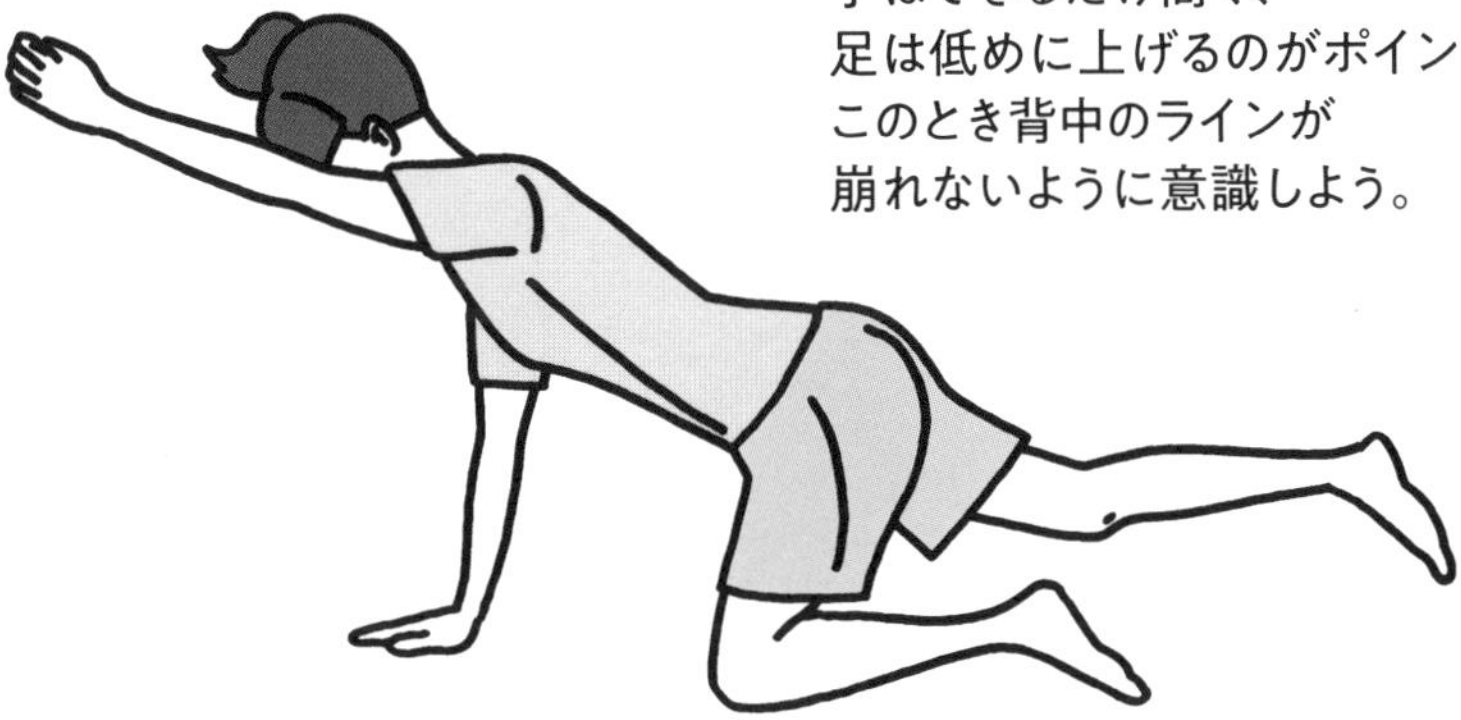

**NG** ニュートラルラインが崩れている

手を持ち上げたときに
頭からお尻までが
平行になってしまいがち。
支えているほうの手のヒジは
まっすぐ伸ばそう。

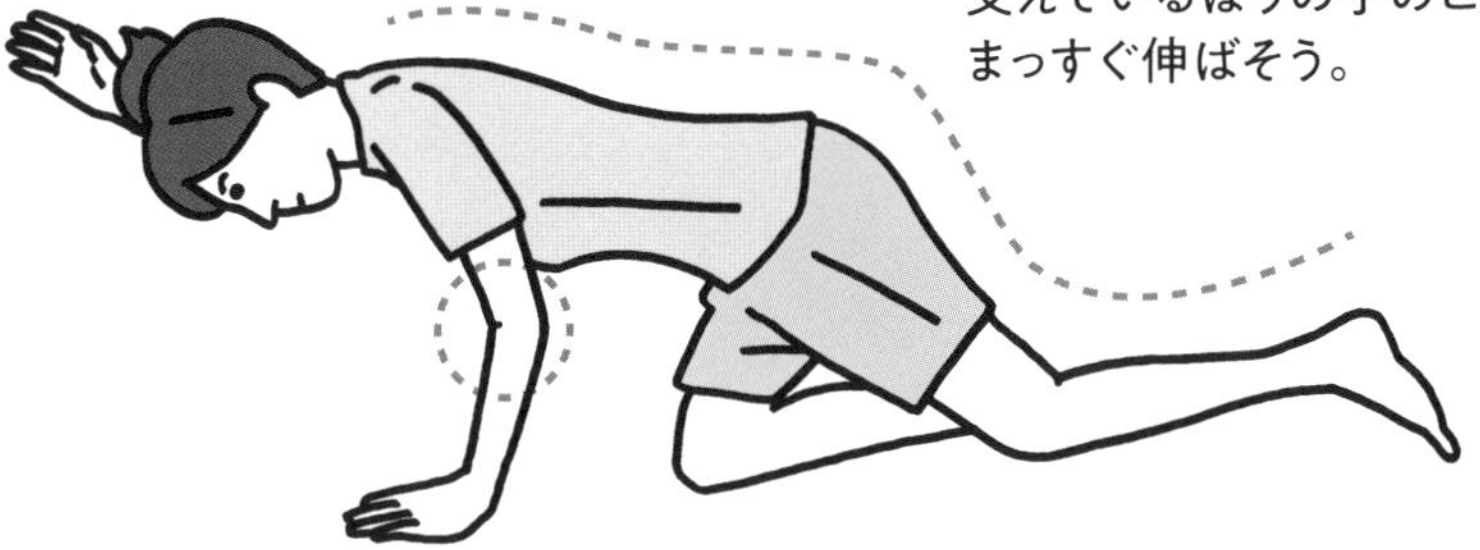

STEP 5

# 座位姿勢

お尻、腸骨筋、体幹の
抗重力筋群を連動させよう

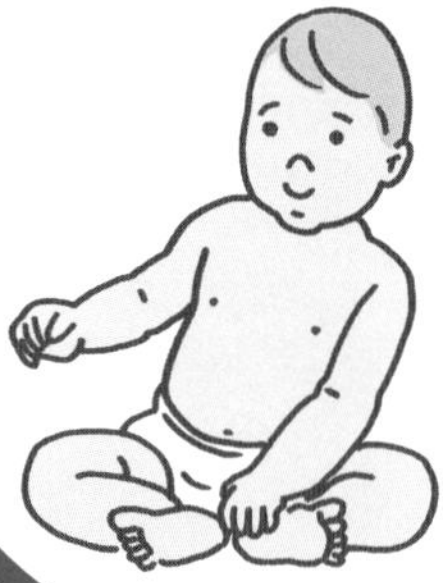

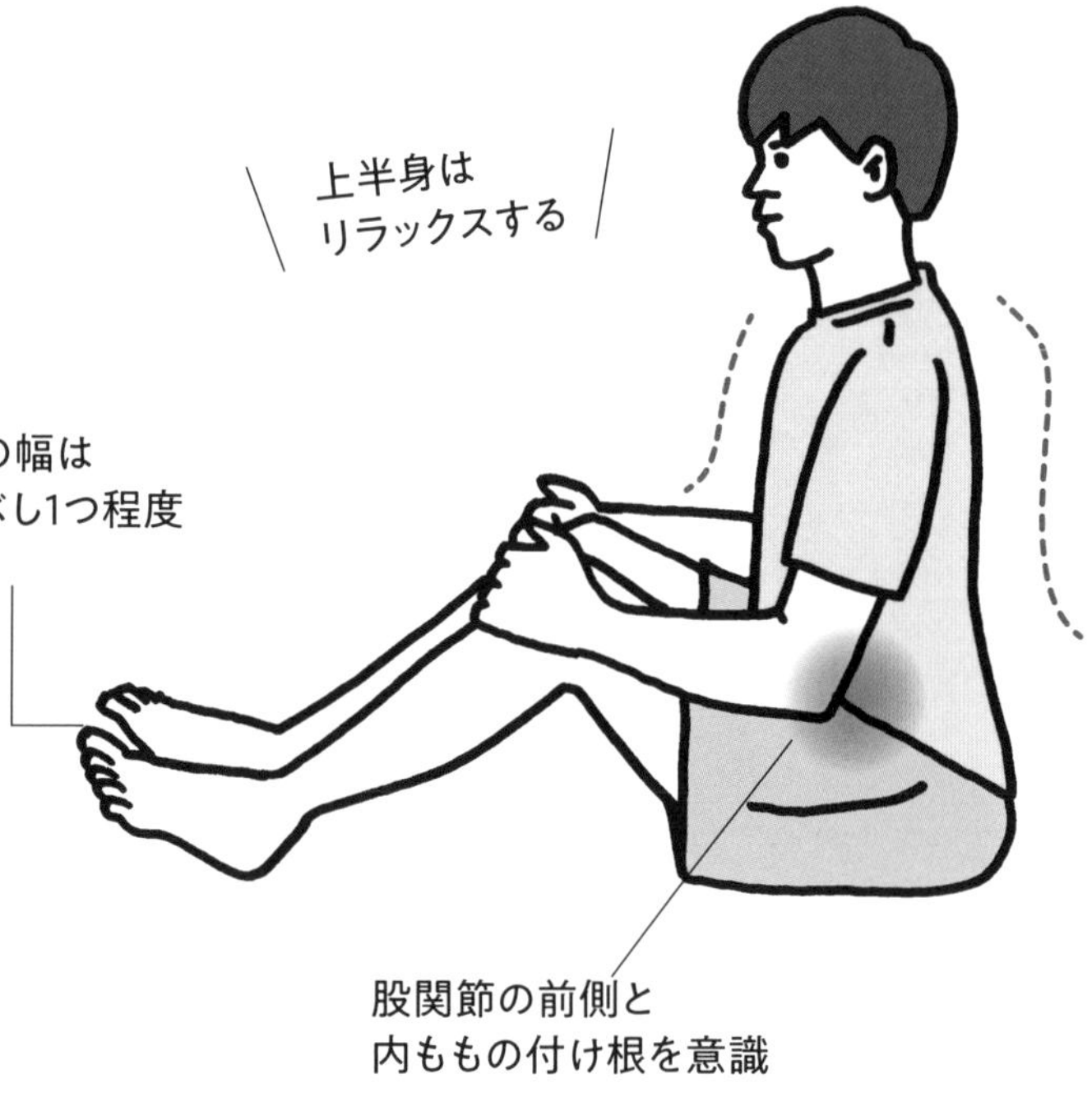
上半身は
リラックスする
足の幅は
こぶし1つ程度
股関節の前側と
内ももの付け根を意識

1　ヒザと股関節を
少し曲げた状態で座る。

60秒キープ
3セット

※きつい方は
30秒でもOK

しっかりと胸を張る
足首を直角にする
骨盤が垂直になるように
内ももの付け根を意識する

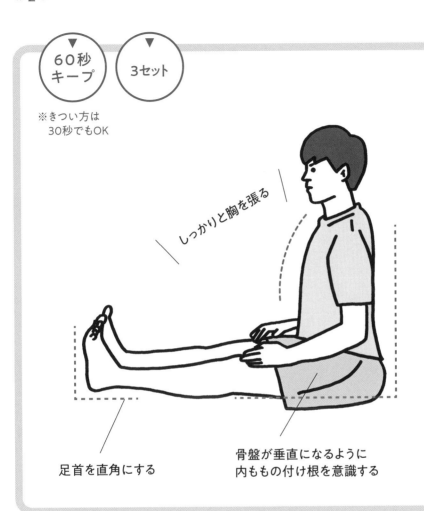

**2**
1の姿勢から上半身を垂直に起こし、
ヒザを伸ばす。
その姿勢を60秒間キープする。

ベビーステップ5

## どんな姿勢でもお尻を使えるようにする練習

ベビーステップ⑤の「座位姿勢」では、上半身の重さをお尻で支えられるようになることを目的としたエクササイズです。

上半身をできるだけ垂直に起こしてヒザをまっすぐに伸ばし、いわゆる「長座」の姿勢を取りましょう。このまま60秒間キープします。

カラダの上半身を支えているのは、お尻の筋肉です。「座位姿勢」をマスターしてお尻の筋肉をちゃんと使えるようになれば、**自然と胸が張れるようになり、上半身をどれだけ前に倒しても背中のラインがキープできるようになります**。つまり、デスクワーク中や、歩いているときに猫背になってしまうことを改善できるのです。

また、この姿勢は「スクワットのプレ練習」だと言えます。お尻の筋肉を伸ばしながら、どの角度でも背中のラインがコントロールできるようになれば、正しいスクワットが可能です。

ヒトは椅子から立ち上がるときに、やや前かがみになってからカラダを起こします。まさに、その「瞬間の形」をつくってお尻を鍛えるエクササイズです。

ワンポイントアドバイス

# 骨盤を垂直に立てよう

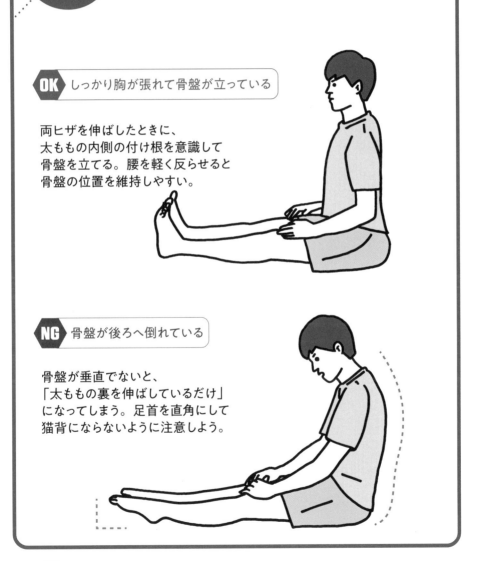

OK　しっかり胸が張れて骨盤が立っている

両ヒザを伸ばしたときに、
太ももの内側の付け根を意識して
骨盤を立てる。腰を軽く反らせると
骨盤の位置を維持しやすい。

NG　骨盤が後ろへ倒れている

骨盤が垂直でないと、
「太ももの裏を伸ばしているだけ」
になってしまう。足首を直角にして
猫背にならないように注意しよう。

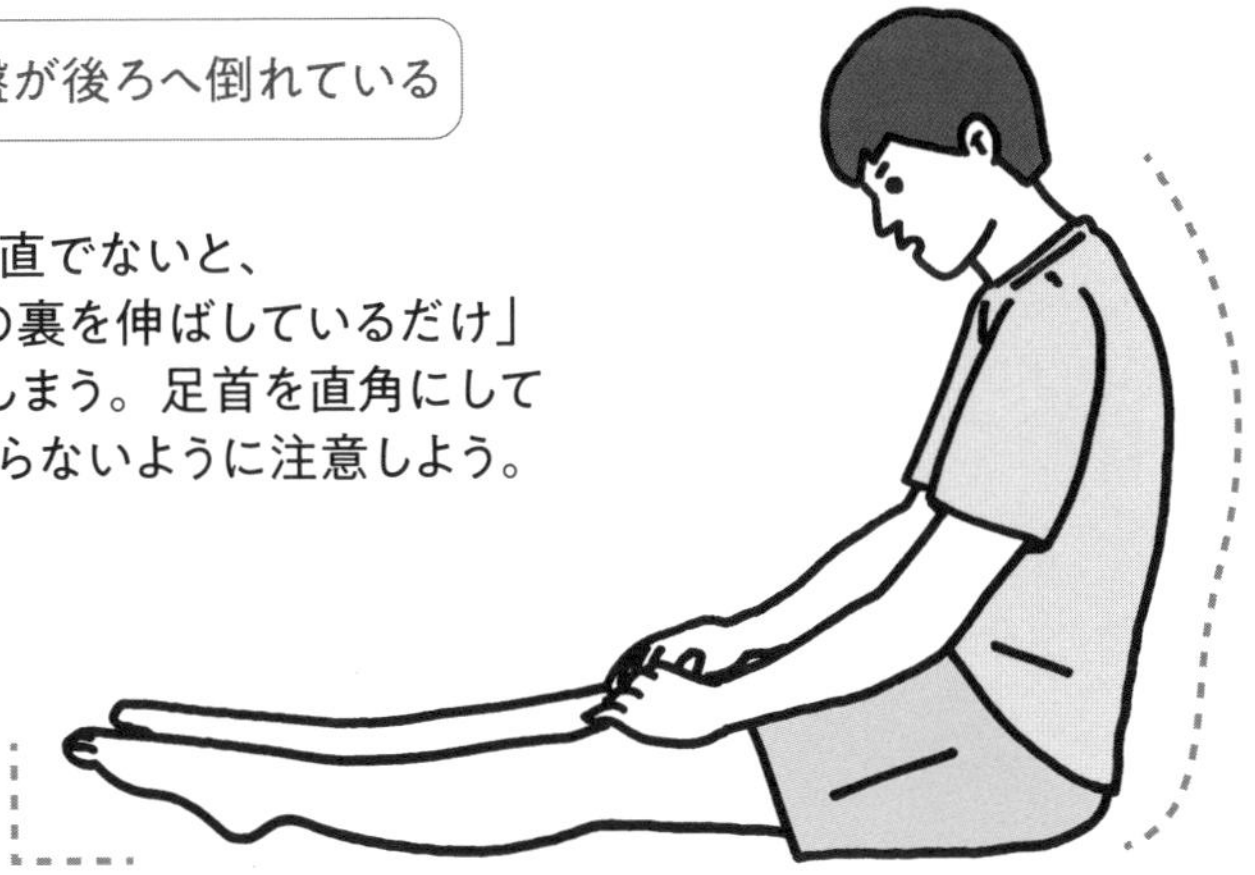

\STEP/
# 6 ヒザ立ち姿勢

## お尻、抗重力大腿四頭筋、体幹抗重力筋群を連動させよう

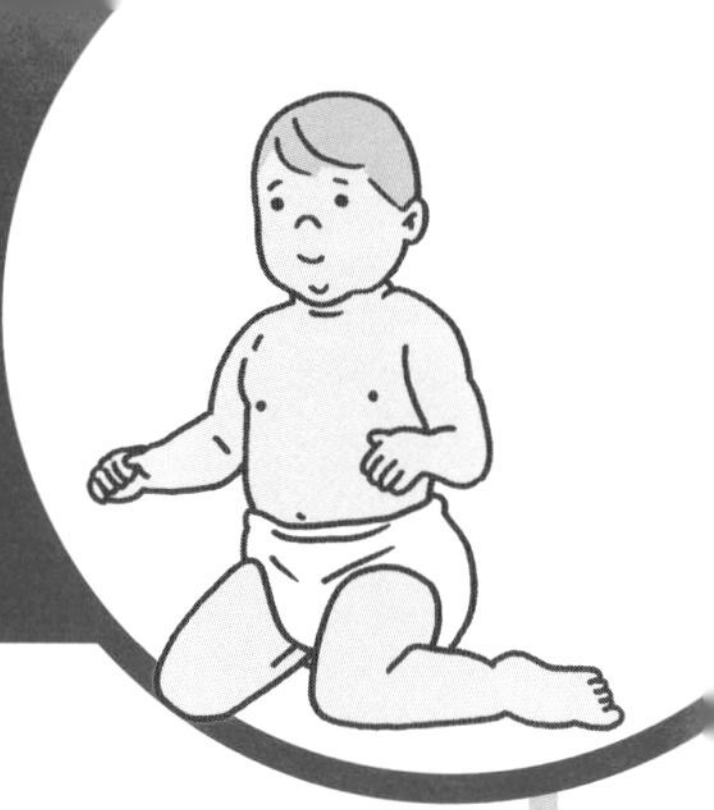

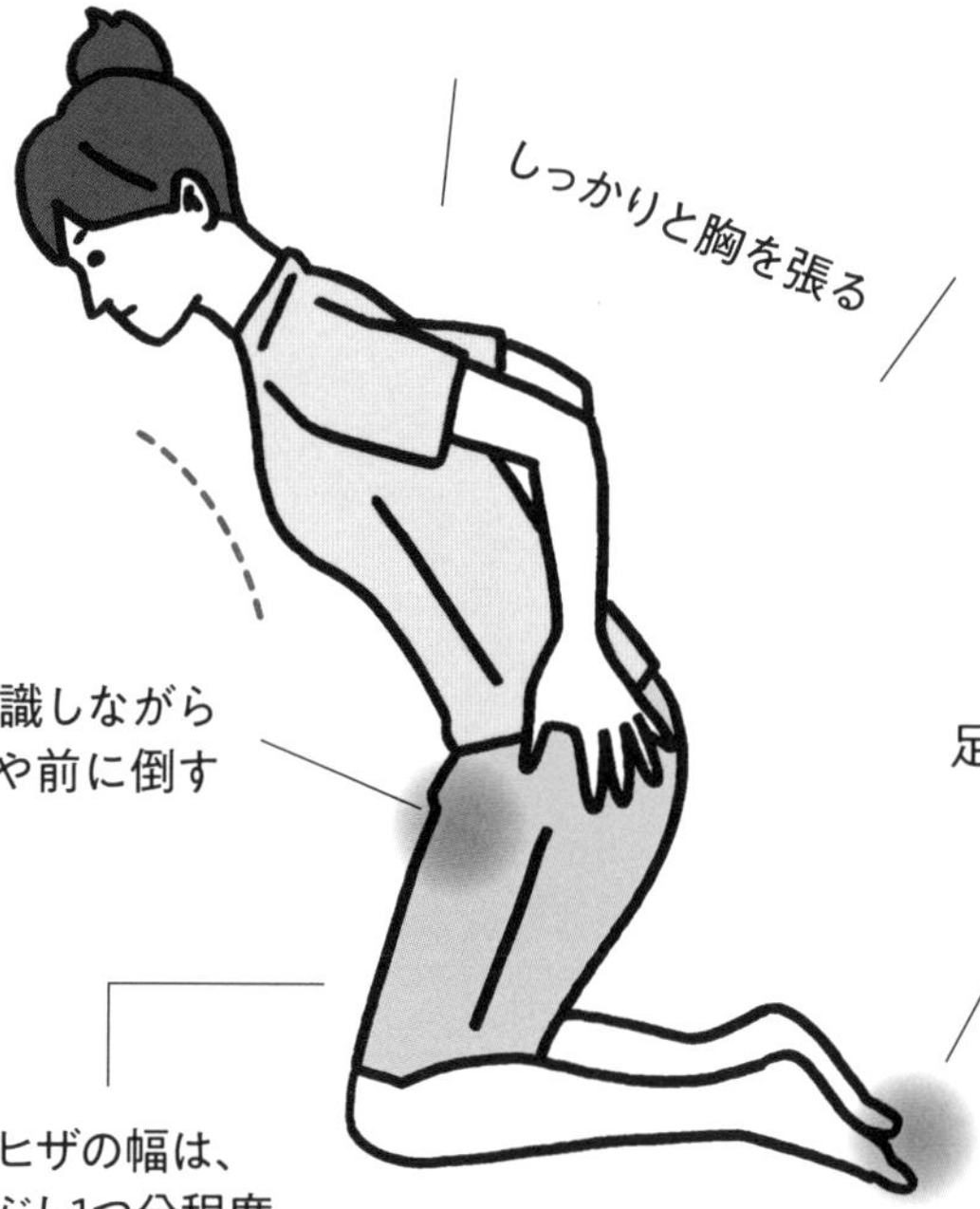
しっかりと胸を張る
股関節を意識しながら
上半身をやや前に倒す
足の指は立てない
両ヒザの幅は、
こぶし1つ分程度

**1** 床にヒザ立ちになり、
お尻を後方へ引き
中腰の姿勢をつくる。

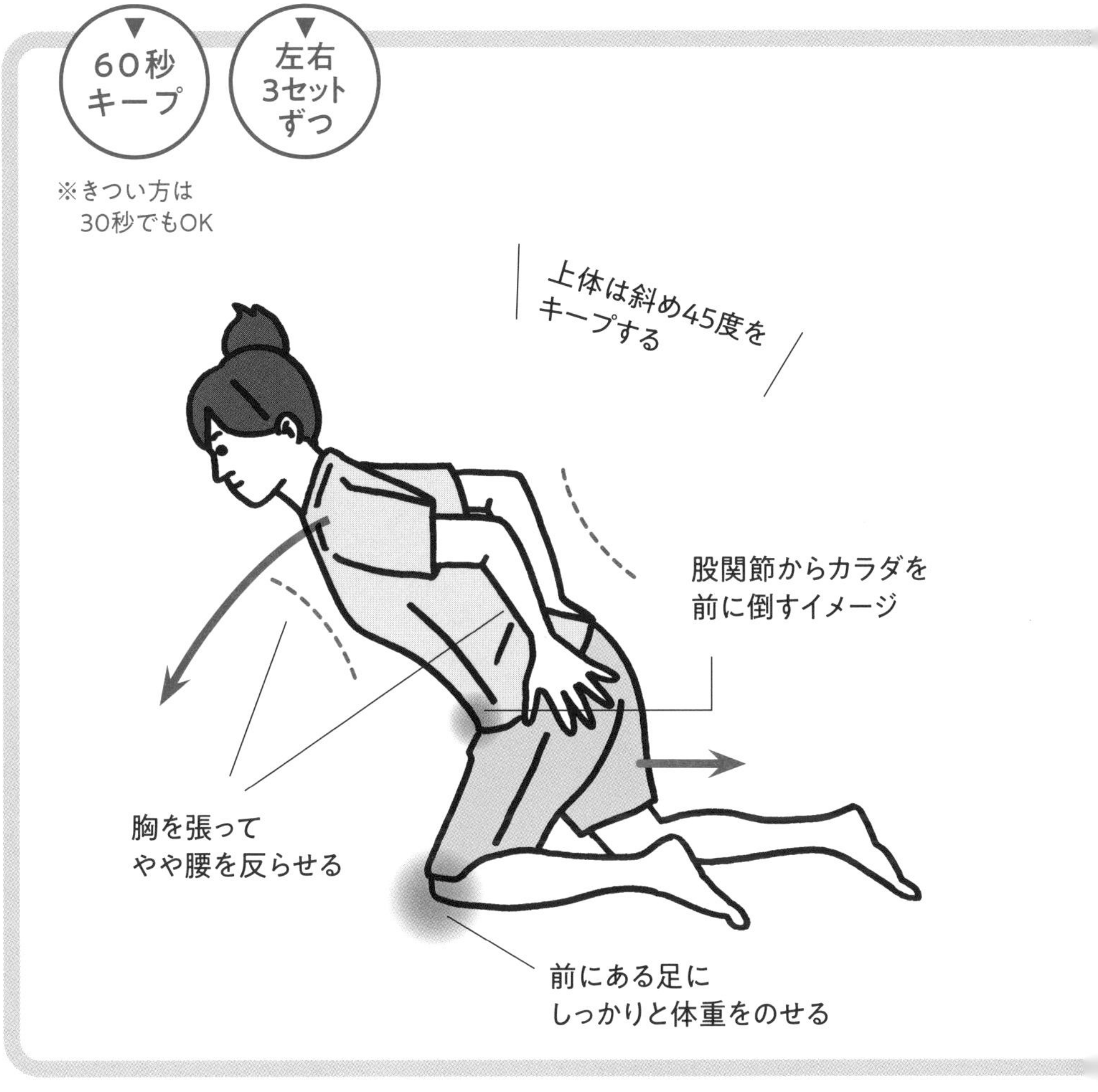
60秒
キープ
左右
3セットずつ
※きつい方は
30秒でもOK
上体は斜め45度を
キープする
股関節からカラダを
前に倒すイメージ
胸を張って
やや腰を反らせる
前にある足に
しっかりと体重をのせる

**2** 1の姿勢から、さらにお尻と片方のヒザを後方に引いて上半身をやや前に倒す。その姿勢を60秒間キープする。

ベビーステップ⑥

# お尻と背中の筋肉を連動させるトレーニング

赤ちゃんが立ち上がる前には、机や椅子につかまって、片ヒザで立ち上がる練習を繰り返し行います。その結果、自分ひとりで立ち、歩くことができるようになるのです。いわゆる「つかまり立ち」をする時期がベースとなって考えられたエクササイズが、ベビーステップ⑥の「ヒザ立ち姿勢」です。

これは、片足立ちの状態でも背中のラインを崩さずに、しっかりとお尻を使うことができるようになるためのトレーニングです。

床にヒザ立ち姿勢になり、片方の足を後方へ下げます。そこから上半身を斜め45度の角度まで倒し、そのまま60秒間姿勢をキープしましょう。反対側も同様に行います。

お尻と背中は連動しているため、切り離して考えることができません。ベビーステップ④から⑦で「背中のニュートラルなラインを常にキープする」点が共通しているのは、そのためです。ヒザ立ち姿勢が正しくできるようになれば、お尻の変化もだんだんと実感できるのではないでしょうか。

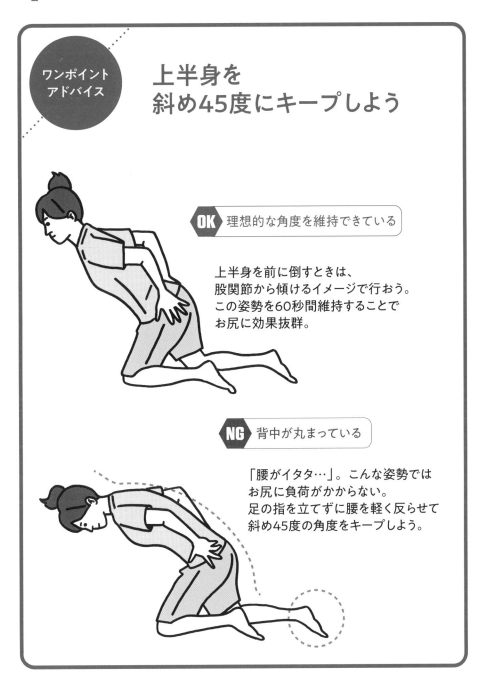

ワンポイントアドバイス

# 上半身を斜め45度にキープしよう

**OK** 理想的な角度を維持できている

上半身を前に倒すときは、
股関節から傾けるイメージで行おう。
この姿勢を60秒間維持することで
お尻に効果抜群。

**NG** 背中が丸まっている

「腰がイタタ…」。こんな姿勢では
お尻に負荷がかからない。
足の指を立てずに腰を軽く反らせて
斜め45度の角度をキープしよう。

STEP 7

# 立位姿勢

## お尻、抗重力大腿二頭筋、下腿抗重力筋群を連動させよう

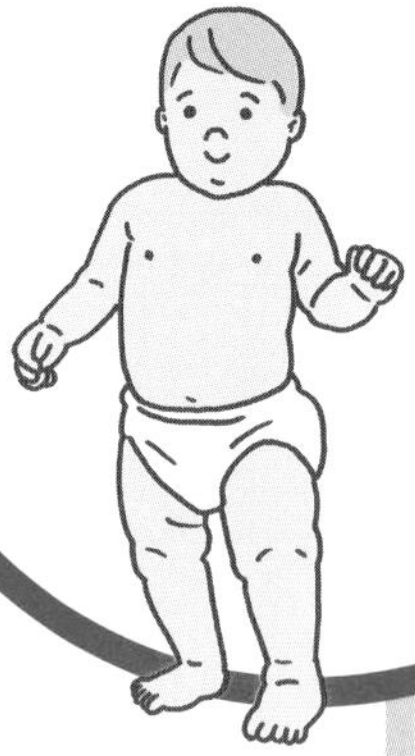

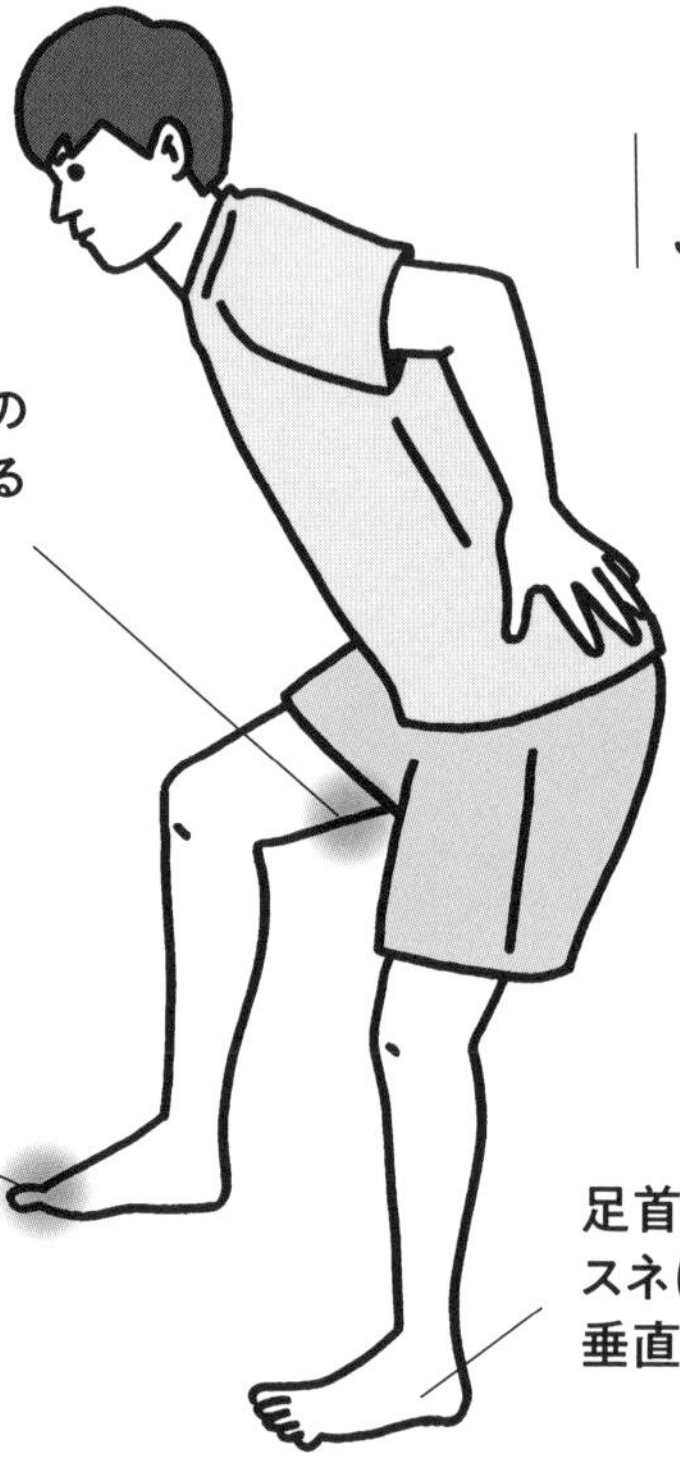
足幅は
こぶし1つ分程度
股関節の内ももの
付け根を意識する
つま先は
まっすぐ前に向ける
足首を90度に曲げて
スネは地面に対して
垂直になるように

**1** 中腰の姿勢を取ったら軸足のお尻を引き、反対側の足のヒザを前方に持ち上げる。両手は腰に置く。

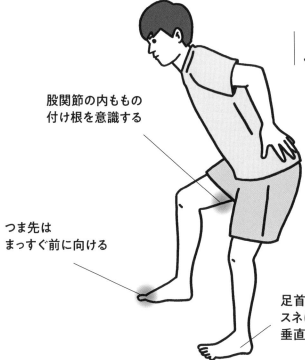

60秒キープ

左右3セットずつ

※きつい方は30秒でもOK

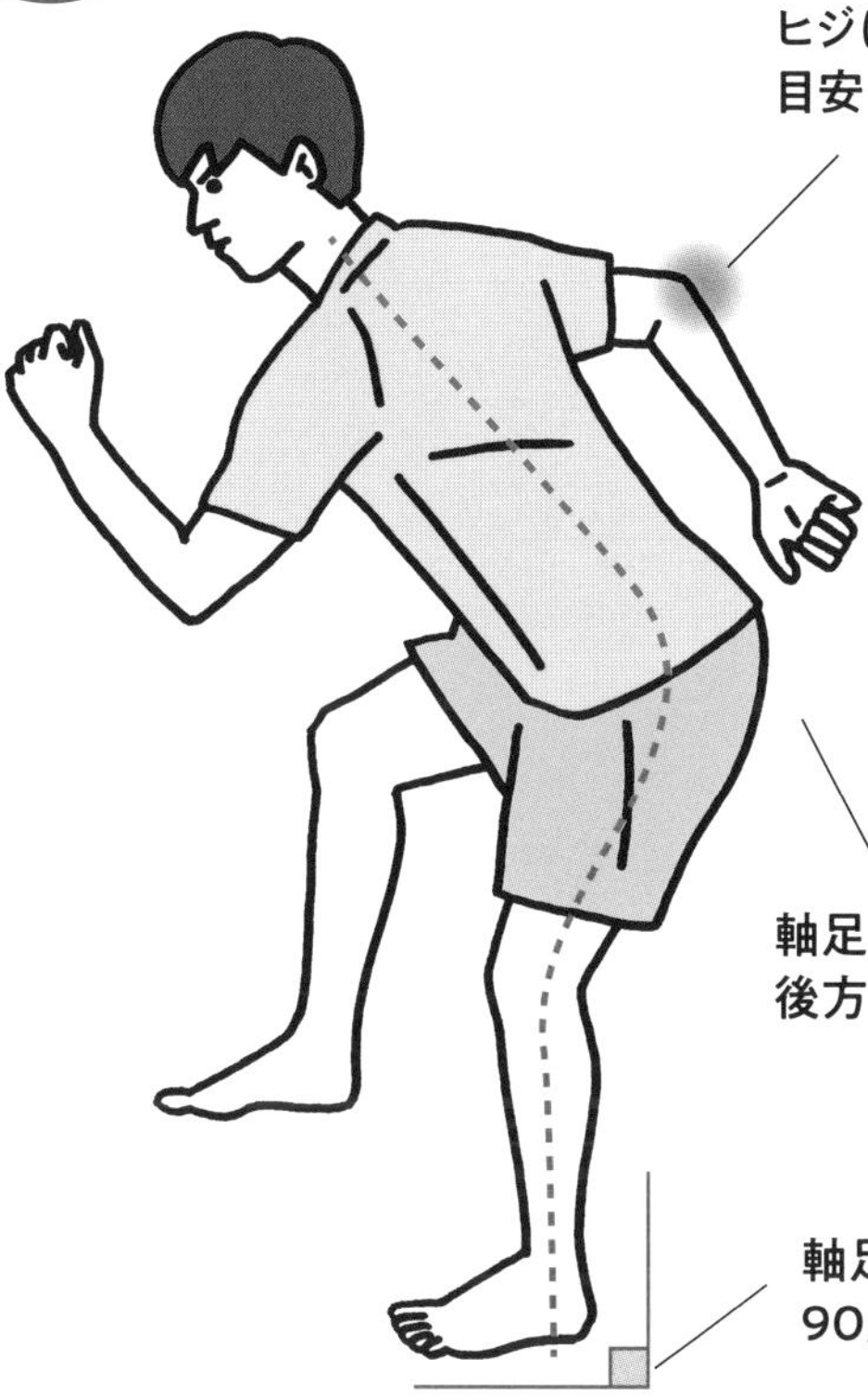
ヒジは90度を目安に曲げる
胸を常に張り続ける
軸足のお尻を後方に引き続ける
軸足の足首は90度に維持する

**2** 1の姿勢から、持ち上げている足とは反対側の腕を前方に上げる。
もう片方の腕はできるだけ後方に引き、その姿勢を60秒間キープする。

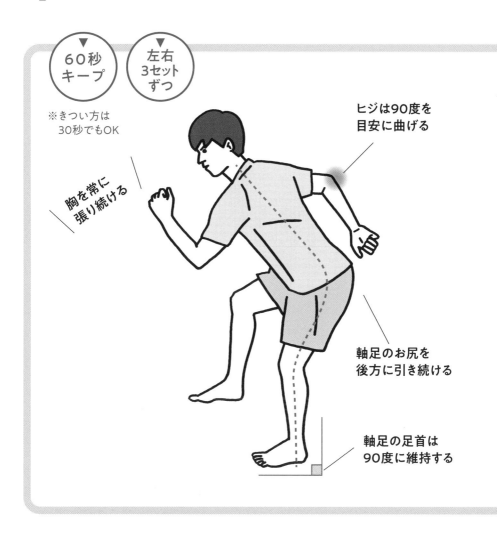

ベビーステップ⑦

# 片足立ちでお尻年齢をリセット

ベビーステップ⑦「立位姿勢」では、片足立ちの姿勢を維持しながらお尻の筋肉に負荷をかけていきます。ステップ①から⑥との大きな違いは、片足一本でカラダを支えるという点。つまり、**もっとも負荷が大きいエクササイズ**です。ただし、お尻を正しく使えていなかったり、背中のニュートラルなラインを維持できていないと「ただの片足立ち」になってしまい、お尻年齢をリセットできません。ステップ①から⑥までの姿勢をしっかりとマスターしてから取り組みましょう。

中腰の姿勢を取ったら軸足のお尻を引きながら、反対側のヒザを持ち上げて「ランニングマン」の姿勢を取ります。そのまま60秒間キープしましょう。反対側の足でも同様に行います。

ステップ⑥の「ヒザ立ち姿勢」は、お尻を中心として、背中からヒザまでが一本の線でつながった状態を維持することが目的でした。一方、ステップ⑦の「立位姿勢」では**背中から足首までを一本の線でつなげることが最終目標**です。これによって理想の姿勢が完成します。

ワンポイントアドバイス

## 足首の角度は90度。スネが床と垂直になるように

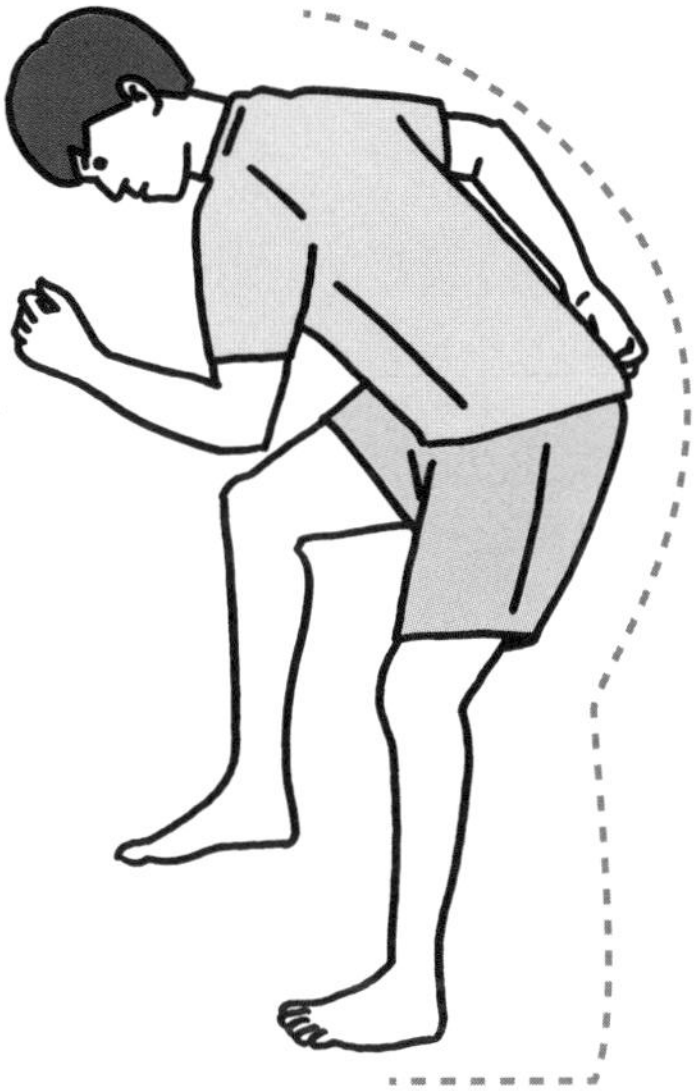

NG 胸が張れていない

お尻に力を入れてバランスを取りながら、
常に胸を張っておくことが大切。
足首は90度に保ち、
片方の腕はできるだけ後方へ引こう。

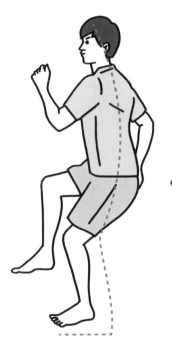

NG 上体が起き上がっている

中腰の姿勢をキープしなければ
お尻に負荷がかからない。
スネが床に対して
垂直になるように意識しよう。

コラム❷日本人のお尻が貧弱な理由

# 先祖代々お尻が発達しづらい生活をしている日本人

理由❶
居住地域による
食料確保の違い
理由❷
日常生活動作の違い
理由❸
歩行姿勢の違い

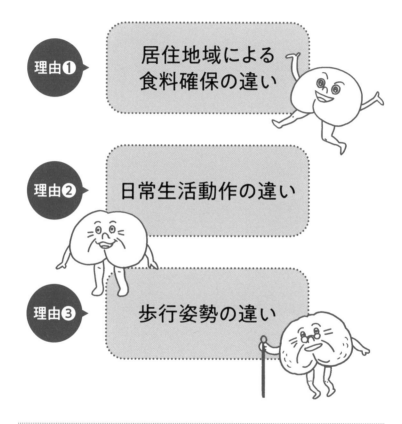

日本人はアフリカ系や欧米系の人々と異なり「農耕民族」を祖先に持ちます。狩猟能力を必要としなかったため、お尻にかかわる姿勢や筋肉が発達せず、それが遺伝情報として残り現在に至るのです。また、日本人はハムストリングが硬く、前屈姿勢を取ったり歩行などの日常生活においても骨盤が後傾しがちです。これらの要因が重なり、日本人のお尻は外国人に比べて貧弱になってしまったのです。

# 第３章

# タレ尻回避 &
# 美尻キープの秘訣

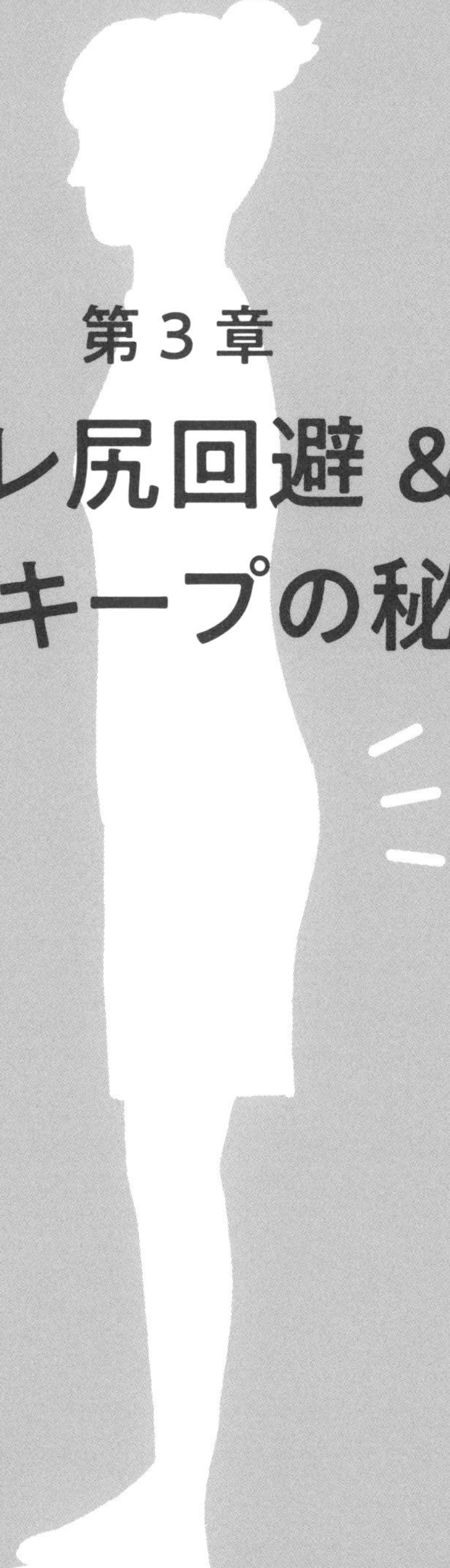

## お尻がタレる原因は骨盤の後傾と猫背

お尻の筋力が衰える根本的な原因として考えられるのが、次の2つになります。

①骨盤の後傾
②猫背

骨盤は本来、床や椅子に対して平行・垂直になるポジションになくてはなりません。骨盤が後傾すると、お尻の筋肉に力が入らなくなってしまうので、徐々にお尻がタレていくのです。

また、ヒトのカラダの構造上、骨盤が後傾すると背中が丸まります。背骨のS字カーブが崩れると骨盤を前傾させることがより困難となり、ますますタレ尻にストップをかけることができなくなるのです。

年齢を重ねたらお尻がタレるのは避けられないと考えている人も多いかもしれません。しかし、肌年齢や体内年齢と同様に、タレる原因を理解して改善に導くことで、お尻年齢は必ずリセットできるのです。

## お尻がタレる2つの要因

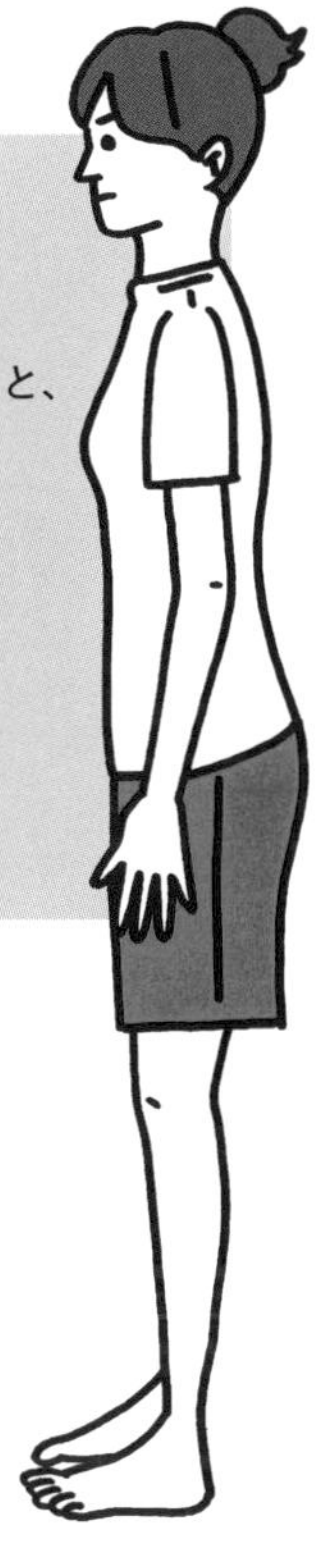

〈理想的な姿勢〉

**骨盤が正しい位置にある**
正しいポジションに骨盤があると、
立っているだけでも
お尻の筋肉に力が入る。

**S字カーブができている**
背中の上から腰にかけての
背骨のラインが「S字」に
なっていれば骨盤の位置が
正しいと言える。

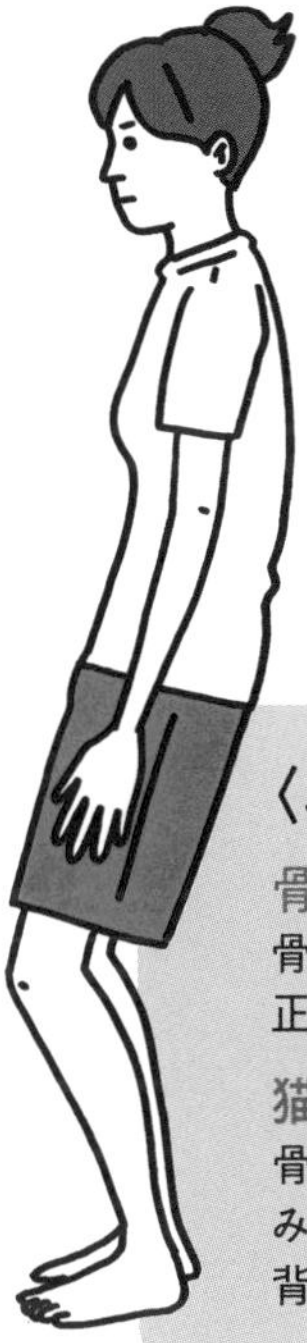

〈お尻がタレる姿勢〉

**骨盤が後傾している**
骨盤を前傾させる筋肉が衰えると、
正しいポジションを維持できない。

**猫背になっている**
骨盤が後ろに傾くことで
みぞおちから上が丸まり、
背中が平べったくなっていく。

POINT

- 姿勢が悪い＝お尻がタレると考えてOK
- 骨盤の後傾はカラダの老化に直結する
- 背骨のラインがなくなるとお尻はタレる

## なぜ骨盤は後傾してしまうのか

骨盤が後傾した状態では、お尻の筋肉を使うことはできません。骨盤を後ろに傾けた姿勢で立ち、お尻を触ってみてください。お尻はふにゃふにゃで、筋肉にまったく力が入っていないことが分かるでしょう。

そもそもお尻の筋肉は、上半身と下半身をつないでカラダを支える役割を担っています。そのため、本来であれば、立っているときは常にお尻の筋肉に自然と力が入っているものです。

しかし、骨盤の位置が少しずつ傾いていくと、お尻は「カラダを支える」という業務をサボりはじめます。

お尻がいくら仕事をしなくても立つことができるのは、カラダを支えるために太ももの筋肉やふくらはぎにある筋肉が無理をしているからです。腰やヒザへの負担が増すため、腰痛が生じたり、ヒザが痛くて歩けないといった症状も引き起こされます。

**お尻は使わなければ使わないだけタレていきます。**

骨盤の位置を正しいポジションに戻さない限り「たるんだお尻」から逃げることはできません。

しかし、残念なことに、ヒトの骨盤は歳をとるにつれてどんどん後傾していく傾向にあります。どんな対策を取るべきなのでしょうか。まずは、骨盤が後傾していく原因を探っていきましょう。

骨盤が後傾する理由❶

## O脚とX脚

全身が映る鏡の前に立ち、「股関節」「膝関節」「足関節」の位置が縦一直線に揃っているかを確認してみましょう。

ヒザが外側に開いた「O脚（ガニ股）」になっていたり、ヒザが内側に入った「X脚（内股）」になっている人は、骨盤の位置がズレている可能性があります。

実は、年齢が上がるごとに「O脚」の人は増えていく傾向にあります。なぜなら、O脚は骨盤が後傾することで生じるからです。従って、O脚の方は、ほぼ間違いなくお尻がタレて、タレジワが生じていると考えられます。

また、靴のカカトの外側が擦り減っている人も要注意です。これは、足の外側に体重がのっかり、普段からヒザが開いている証拠です。一見、O脚のように見えなくとも、日常的に骨盤が後傾した姿勢を取っていると言えます。

「骨盤が後ろに倒れるほどヒザは開き、骨盤が前傾するほど内股になる」

股関節と骨盤はそういう仕組みで成り立っています。

こう聞くと「X脚（内股）なのは、お尻が使えているからだ」と、思う人もいるかもしれませんが、そうではありません。

お尻の筋肉は、足を外側に開くときに力を発揮する特徴を持っています。つまり、ヒザが内側に入り込んでいるということは、お尻の筋力が弱くなっていることを指すのです。

一般的にX脚は男性よりも女性に多く見られます。「ガニ股よりは内股のほうが良い」と、感じる女性も多いかもしれませんが、**内股は美しいヒップラインを阻害する大敵**だということを覚えておいてほしいと思います。

## X脚とO脚姿勢の違い

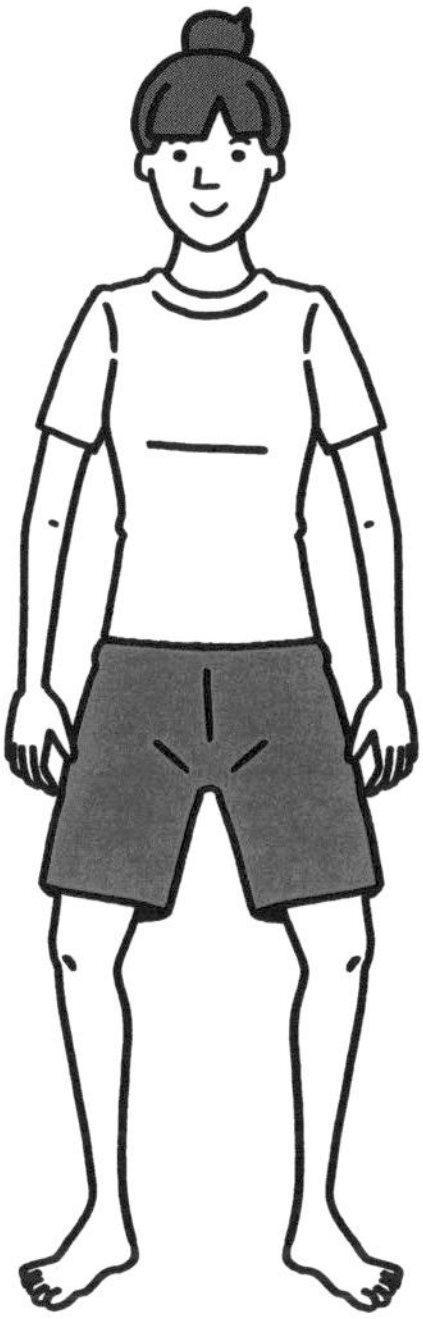

### O脚姿勢（ガニ股）

特徴

- 大臀筋（中部から下部）と中臀筋（前部）の衰え
- 骨盤の後傾
- 股関節、膝関節、足関節の中心が一直線上に並ばない
- ヒザが外側に向いている
- 足の外側で体重を支えている

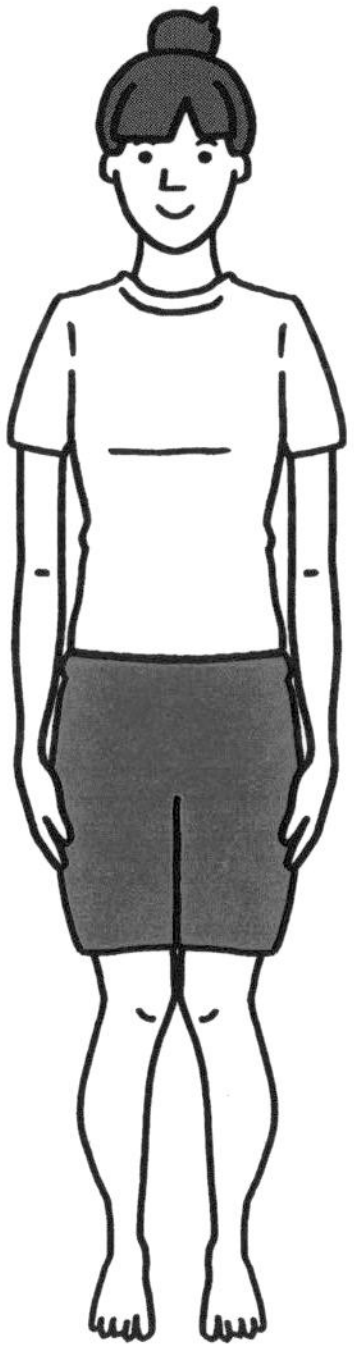

### X脚姿勢（内股）

特徴

- 大臀筋（上部）と中臀筋（後部）の衰え
- 骨盤の前傾
- 股関節、膝関節、足関節の中心が一直線上に並ばない
- ヒザが内側に向いている
- 足の内側で体重を支えている

骨盤が後傾する理由❷

## 3つの筋肉の変化

次の3つの筋肉が「変化」することでも、骨盤の後傾は加速します。

①腸骨筋
②脚の裏側にある筋肉
③腹直筋

お尻が衰えるのは「お尻」だけの責任ではありません。お尻とそのほかの筋肉との関係性を見ていきましょう。

### ▼①腸骨筋

腸骨筋は骨盤の内側から大腿骨までをつなぐ筋肉です。お尻を発達させるための鍵となる筋肉だと考えて良いでしょう。

腸骨筋は骨盤を前傾させたり、脚を上げる際に股関節を安定させる役割を担っています。つまり、骨盤の傾きをコントロールするために存在しているのです。

そのため、腸骨筋が衰えると骨盤を前傾できなくなってしまいます。骨盤の位置が後方へ傾いていくのは、腸骨筋が仕事をサボっていることも原因の1つなのです。

## ▼②脚の裏側にある筋肉

「ハムストリング」「腓腹筋」といった、太ももやふくらはぎの裏側にある筋肉は、骨盤の後傾と深いかかわりがあります。特にハムストリングは骨盤の後ろ側の「坐骨」という部位にくっついています。厄介なのは、これらの筋肉が硬くなると骨盤を後ろに引っ張る力が働きはじめるということです。

また、ふくらはぎの筋肉が硬くなると、自動的に太もも裏の筋肉も硬くなる傾向にあります。これは、ふくらはぎにある腓腹筋と太もも裏にあるハムストリングは、ヒザの裏で関節をまたいで連動しているからです。

「ハムストリング」と「腓腹筋」が総動員で骨盤を後ろにググッと引っ張りはじめれば、一体どうなるでしょうか。当然、骨盤の後傾は止まりません。

さらにタチの悪いことに、脚の裏側にある筋肉の骨盤を引っ張る力が強くなりすぎると、腸骨筋の出番が徐々に失われていきます。骨盤を前傾させるための筋力すら衰えていくのです。

このように**「カラダの硬い人」は、お尻がタレやすい傾向にあります**。一般的に、女性よりも男性のほうが柔軟性は低いと言えるでしょう。男性こそ「タレ尻、タレジワ」の脅威にさらされているのです。

## ▼③腹直筋

「腹筋は綺麗に6つに割れているのに、お尻はタレている」

意外にも、そんな人は多くいます。これは、お尻の鍛え方が足りないのではなく「シックスパック」をつくりだすことと「お尻がタレる」のは、イコールで結ぶことができてしまうからです。

シックスパックをつくりだす腹直筋は、骨盤の前下部に位置する恥骨にくっついています。そのため、トレーニングによって腹直筋を鍛えすぎると、恥骨を引っ張る力が強くなりすぎてしまいます。恥骨が必要以上に前方に引っ張られることで、骨盤が後ろに傾いていくのです。

人体の構造上、腹直筋が発達している人は、お尻の筋肉が発達しづらいと言えます。もし腹直筋を鍛えたいのであれば、筋肉を肥大化させるのと同時に柔軟性も向上させるべきでしょう。必死でボディメイクに取り組んだのに、お尻がタレているというのは少し残念ですよね。

## 骨盤の後傾にかかわる3つの筋肉

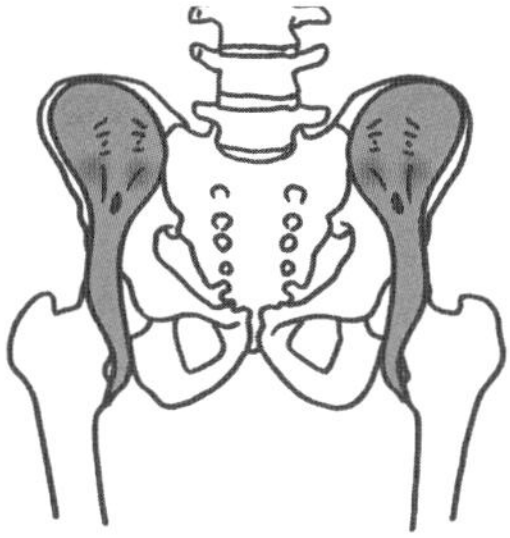

### 腸骨筋

股関節を曲げたり、骨盤を前傾させるときに働く筋肉。衰えることで骨盤が後ろに傾きやすくなってしまう。

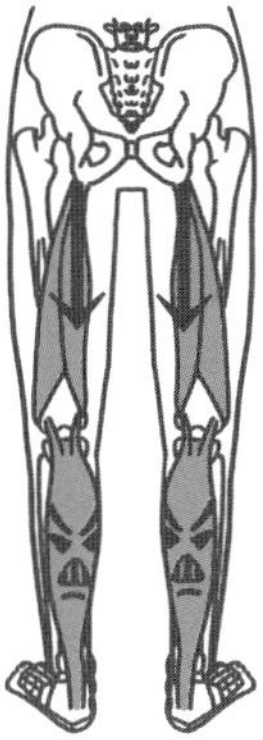

### 脚の裏にある筋肉
（ハムストリング、腓腹筋）

太ももからふくらはぎにかけての裏側に位置する筋肉が硬くなると、骨盤を後ろ側へ引っ張る力が強くなってしまう。

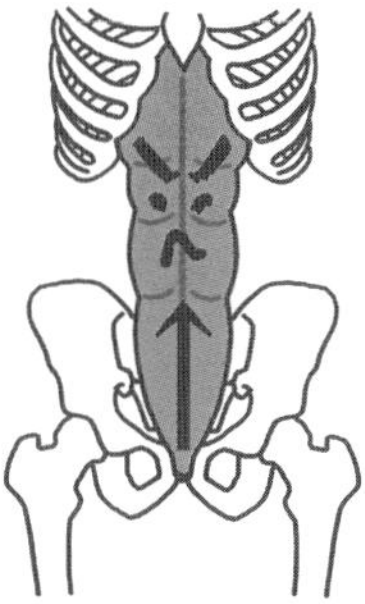

### 腹直筋

腹筋とお尻に何の関係が…と思うかもしれないが、腹直筋が恥骨と呼ばれる骨盤下部につながっているため、恥骨を引き上げる力が強くなるに従って後傾が進む。

POINT

- 腸骨筋が衰えると骨盤を正しい位置に維持できない
- 脚の裏にある筋肉が硬くなると骨盤を後ろへ引っ張る
- シックスパックと美尻は両立しづらい

## 長時間のデスクワークはお尻にとっての宇宙旅行

地球に帰還した直後の宇宙飛行士は、自力で立って歩くことができません。これは、国際宇宙ステーションに滞在している間にカラダの内側にある抗重力筋が衰えてしまうからです。

抗重力筋は重力やカラダへの負荷を感じないと、すぐに弱ってしまいます。宇宙飛行士は、無重力の中で生活を続けます。そのため、抗重力筋がいっきに落ちてしまい、地球に戻ってきた直後は自力で立ったり、歩くことが困難になるのです。

ここで思い出してほしいのは、**お尻の筋肉も地球の重力を感じてはじめて成長する筋肉**だということです。

長時間座り続けていたり、風邪を引いて3日間ほど寝たきりの状態が続くと、お尻には「宇宙旅行」と同じ状態が起こります。

椅子に座っているときやベッドに横になっているとき、お尻は重力を感じません。お尻を構成する「大臀筋」「中臀筋」「小臀筋」をはじめ、カラダの内側にある抗重力筋の退化がじわじわと進んでいくのです。

お尻の筋肉は、「たったそれだけのこと」でどんどん弱くなると言えます。

デスクワークの時間が長い人や、椅子に座ってテレビを見ている時間が長い人などは、特に注意しなければなりません。

本人は必死で仕事をこなしているにもかかわらず、お尻はなまけている。お尻の筋肉はなんとも繊細で厄介なのです。

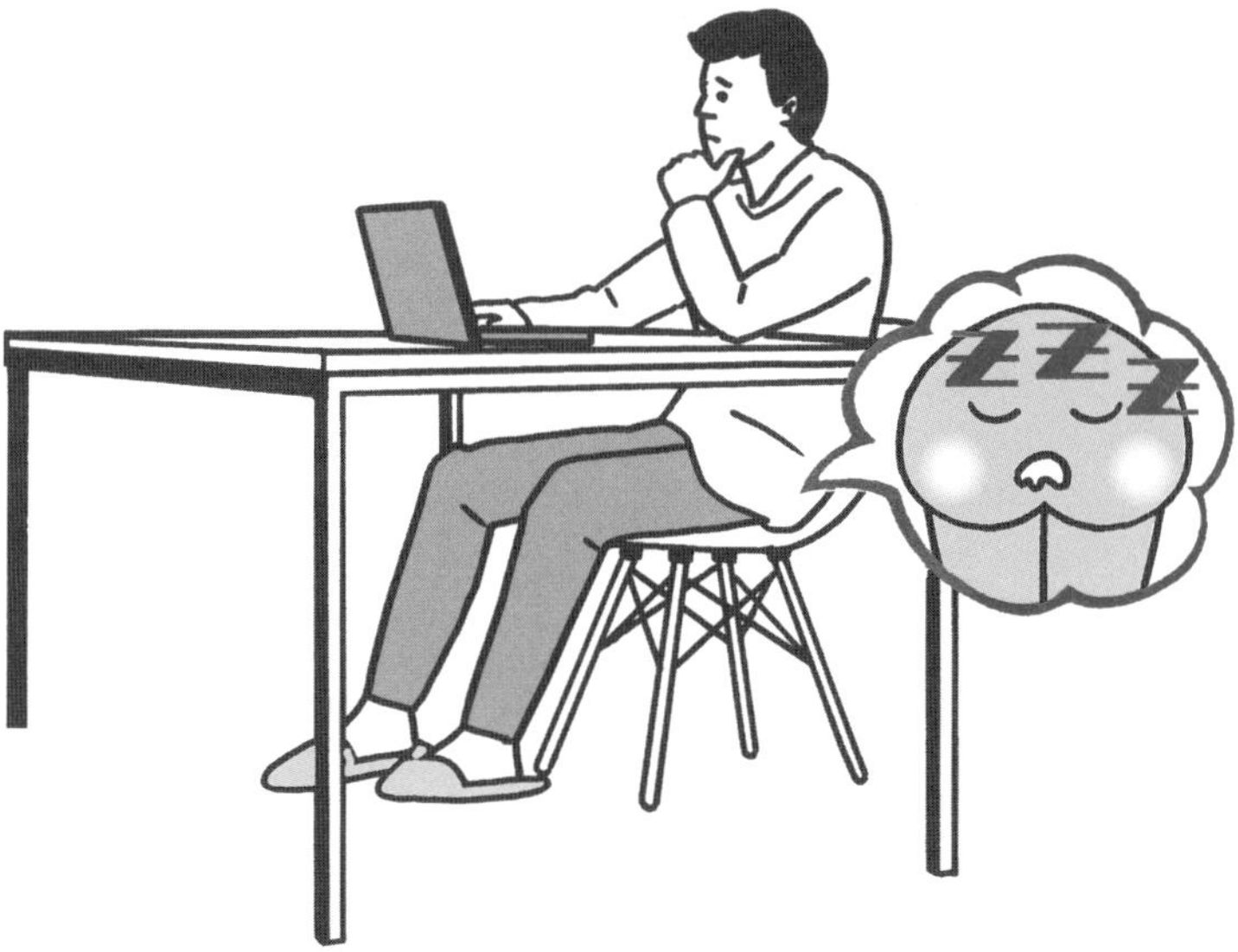

## 美尻をキープする「歩き方」と「階段の上り方」

外回りの多い職業に従事している人や、立ち仕事の人、散歩を趣味にしている人など、日常的に立っている時間や歩いている時間が長い人は、お尻の衰えとは無関係だと思いがちです。

むしろ、それにもかかわらず、お尻がタレていくことが「不可解だ！」と思っている人も多いかもしれません。

普段から歩いていたり運動をしている人でも、お尻が衰えていくのは「姿勢」と関係があるからです。

### 歩き方を変えてもお尻は変わらない

普段まったく歩かない人と、毎日歩いている人では、たしかに、後者のほうがお尻は衰えづらいと言えます。

ただし「歩く姿勢」が正しければという条件つきです。

もし、自分のお尻タイプ（19ページ）が「アヒルタイプ」であれば、普通に歩くだけでもお尻を使うことができます。

しかし「扁平タイプ」や「雪崩タイプ」の人は、普段から骨盤が後傾していると言えます。そのため、いくら歩いても、お尻を使うことができないのです。

早歩きをしてみたり、いつもより歩幅を大きくしてみたり、歩き方を変えたからといって、お尻を使えるようになるわけではありません。

**歩いてお尻を鍛えたいのであれば、まずは、そもそもの「姿勢」を改善することを優先してください。**

普通に立っているときにお尻を使えなければ、当然、動いているときにも使えません。理想的な姿勢が自然とつくれるようになれば、自動的にお尻を使うこともできるようになります。

## お尻が使えると階段がツラくない

健康のために、普段からエスカレーターやエレベーターを使用せず、階段の上り下りを心がけている人も多いのではないでしょうか。

しかし、階段を上り終わったときに「太もも」や「ふくらはぎ」がパンパンになってツラいという人は、しっかりお尻を使えていないと言えます。

お尻をしっかりと使えている人は、**お尻の力で階段を上ることができるため、疲労を感じることはありません。**お尻を構成する抗重力筋は、とても持久力に優れています。また、発揮する力も大きいので階段の上り下り程度で疲れることはないのです。

一方、お尻の筋肉を正しく使えない人は、太ももとふくらはぎに頼りながら階段を上ることになります。

太ももの裏側にある筋肉と、ふくらはぎの腓腹筋は、どちらも推進筋です。推進筋は瞬発的な力はあるものの、持久力に乏しいと言えます。そのため、すぐに足が疲れてしまうのです。

また、お尻は、階段を下りるときにも活躍します。衝撃を吸収したり、バランスをコントロールしたり、ヒザを正しい位置に維持して関節を守っているのです。

正しい階段の上り方や下り方を知っておけば、タレ尻を回避しながらいつまでも歩けるカラダを維持することもできるでしょう。

## お尻のタメになる階段の上り方

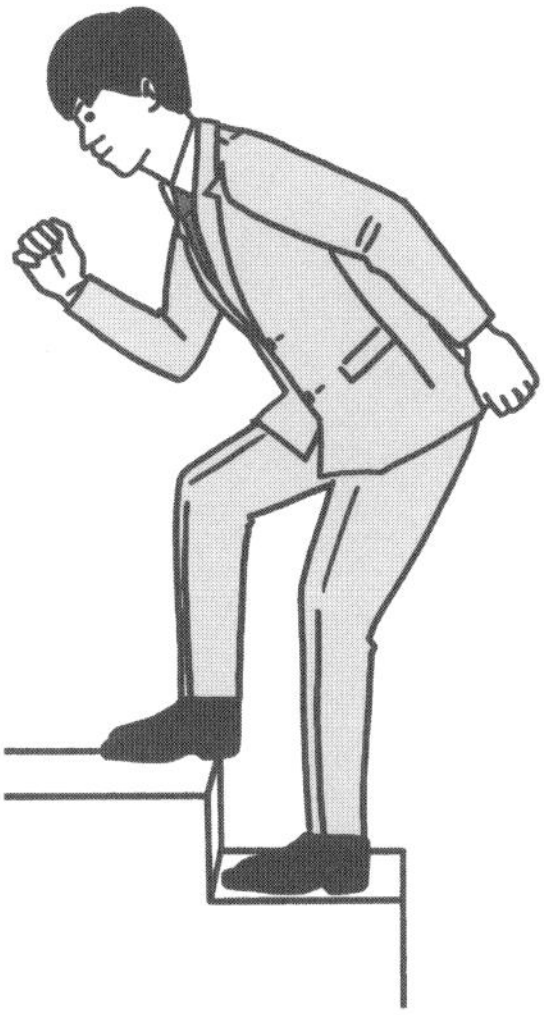

**OK** お尻を使った上り方

ややお尻を突き出して
前傾姿勢で階段を上る。
お尻を突き出すことで
自ずと骨盤も前傾するので、
必然的にお尻の筋肉を使える。

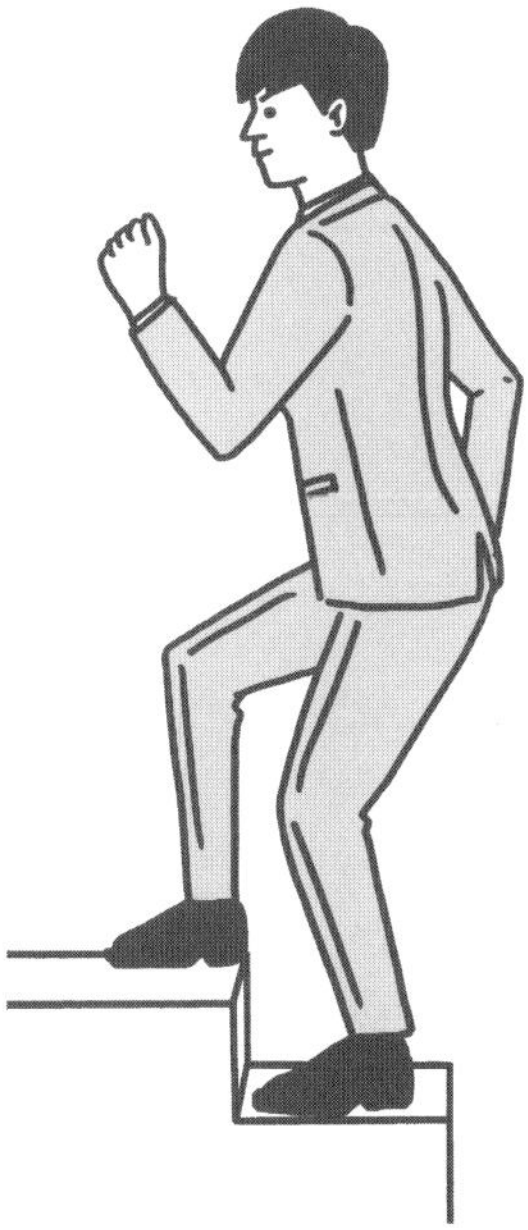

**NG** お尻を使えていない上り方

カラダをまっすぐに起こして
階段を上ると、骨盤が後傾してしまう。
結果的に太ももと
ふくらはぎの力に頼ることになり、
お尻の筋肉を使えない。

**POINT**

- ■ 階段の上り下りで足がパンパンになる人は要注意
- ■ やや前のめりな姿勢で上ると良い
- ■ 少しお尻を突き出すことを心がける

## お尻のタレやすいスポーツは、ほどほどに

カラダを動かすことが好きだったり、普段からスポーツに親しんでいる人は、お尻年齢を若々しく維持しやすい傾向にあります。

しかし、せっかくリセットしたお尻年齢をキープするのに「不向きなスポーツ」も存在するのです。

### ▼水泳やスキューバダイビング

生涯スポーツとして老若男女に愛される水泳には、免疫力の向上やダイエット効果など多くのメリットがあります。

しかし、お尻の筋肉（抗重力筋）を鍛えられるかというと、それほど効果を期待できません。

水中には浮力があるので、体重による負荷がかかりません。94ページで解説したように、重力を感じない場所に長くいると抗重力筋は弱くなっていきます。

とはいえ、水泳が心身にもたらすプラスの要素は多いもの。カラダへの負荷がかからないことを「メリット」と捉えるか「デメリット」と捉えるかは、個々で判断しましょう。

▼スポーツバイク

ロードバイクをはじめとしたスポーツバイクにのるときは、やや猫背になって骨盤が後傾した姿勢を取ります。この姿勢が、お尻には不向きだとされる要因です。

ペダルを漕ぐ際に使われる筋肉は、お尻ではなく太もも。だから競輪選手は、お尻よりも太ももが立派に発達しているのです。

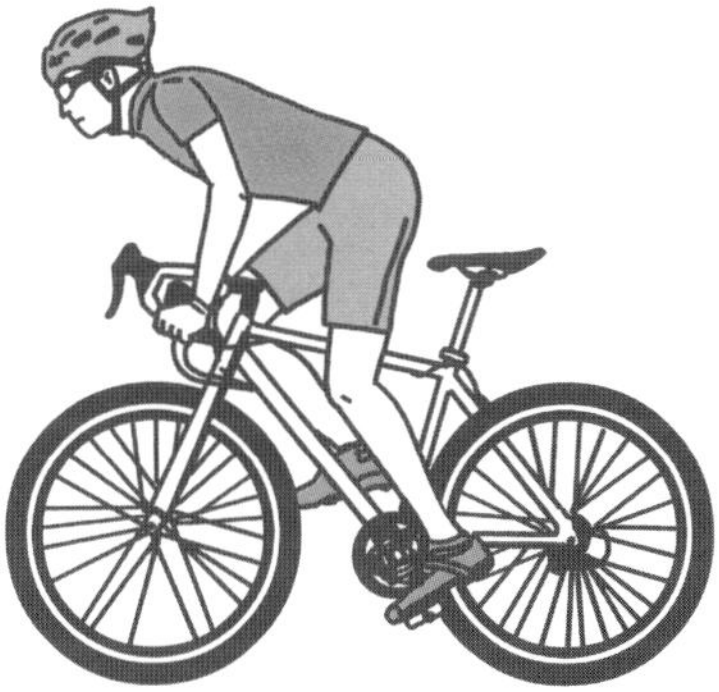

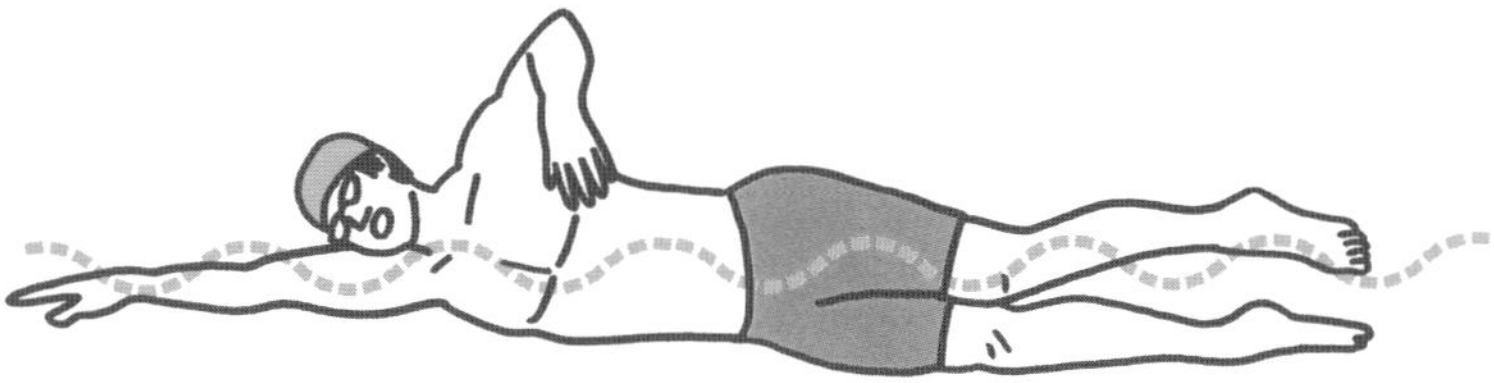

## お尻の退化と猫背の関係性

84ページで解説したように、お尻がタレるのは、骨盤の後傾だけが原因ではありません。猫背になり、背中のS字カーブが崩れることでもお尻の退化は進みます。**背中のS字カーブがなくなってしまうのは「背中にある筋肉」が弱ってしまうこと**が原因です。

背中の筋肉と言うと「広背筋」や「僧帽筋」を思い浮かべる人が多いでしょう。しかし、S字カーブをつくりだしているのは、こういったカラダの表面にある筋肉ではありません。

ヒトのカラダには、首から腰にかけての深部に無数の小さな筋肉が存在します。これが**「深層背筋群」**と呼ばれるものであり、S字カーブをつくる筋肉です。

深層背筋群は、本来、背骨をまっすぐ垂直に立てる役目を担っています。しかし、加齢によって徐々に力を失っていきやすい筋肉群でもあるのです。高齢になるにつれて背中が丸まっていったり、腰が曲がってしまうのは、深層背筋群の衰えによるものだと言えます。

お尻年齢をリセットするためには、背中のS字カーブを取り戻さないことにははじまりません。つまり、深層背筋群の能力をいかに維持できるかが重要になるのです。

ここからは、深層背筋群が衰えやすい生活習慣を見ていきましょう。

## 背中のS字カーブが崩れるとお尻がタレていく

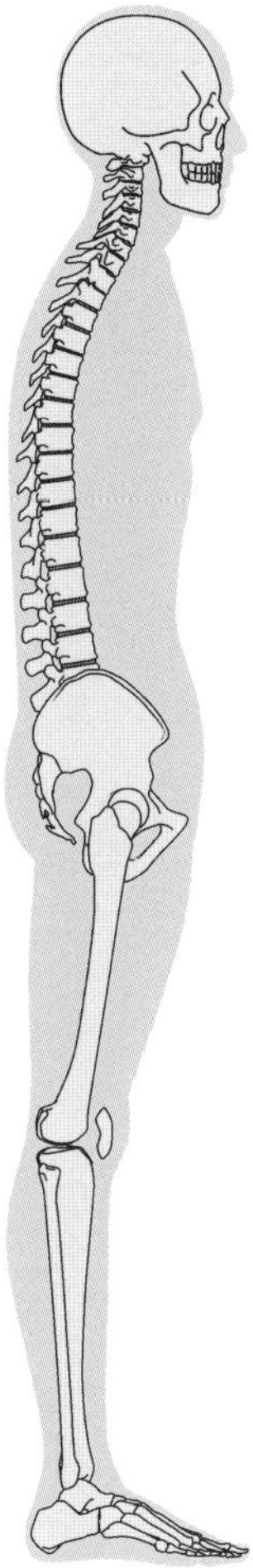

深層背筋群が弱っていくと
背中のS字カーブがゆるくなり、
自ずと骨盤が後傾してお尻がタレていく

猫背の要因❶

## 座りっぱなし生活

デスクワーク中であろうと、ただ座ってテレビを見ているだけであろうと「座っている」こと自体が背中を丸める要因となります。

ヒトの骨格は「二足立位（2本の足で立つ）」に適した骨格です。本質的に「座るための構造」をしていないため、座っている時間が長くなるほど骨格は歪んでいきます。

人間の骨格は「積み木」と同じであると考えてください。積み木を高く積み上げようとしたときに、どれか1つでもズレてしまうと、途端にバランスが悪くなってしまいます。ヒトのカラダも同様です。

また、カラダの構造上、視線が下を向くと背中は丸まります。

長時間スマホを見ていたり、ゲーム機を操作している人も猫背になりやすいので注意が必要です。

猫背の要因❷

## 長時間のデスクワーク

肩よりもヒジが下がっている時間が長いほど腹直筋や広背筋といった推進筋群は硬くなり、深層背筋群は弱くなっていきます。つまり、**長時間のデスクワークが要因となって猫背は引き起こされるのです。**

背中にある深層背筋群は、胸を張るための筋肉です。そのため、座っているときでもしっかりと胸を張れていれば退化することはありません。

しかし、仕事中に常に胸を張り続けるためには、肩の高さと同じ位置にキーボードやパソコンの画面を設置して仕事をしなければなりません。そんな人はほとんどいないでしょう。

上半身の推進筋群は、腕を肩よりもまっすぐ上に伸ばすことでストレッチできます。仕事の合間に「グーッ」と伸びをする習慣をつけることで、推進筋群のコリや硬さは緩和することができるでしょう。

猫背の要因❸

## 広背筋の鍛えすぎ

筋トレをしている人は姿勢も良いと思われがちですが、実は、そうではありません。背中の外側にある大きな筋肉を鍛えすぎると猫背になってしまいがちだからです。

33ページでも解説したように、カラダの外側にある推進筋を鍛えすぎると、内側にある抗重力筋は弱くなっていく関係性にあります。

男性であれば「逆三角形のカラダ」を目指して広背筋のトレーニングに励んだことがある人もいるかもしれません。広背筋はカラダの外側にある筋肉です。トレーニングのバランスを見極めなければ、魅力的な大きい背中になるほど姿勢が崩れていくと言っても過言ではないのです。

昨今、筋トレは私たちにとって、とても身近なものになりました。それだけに、正しい知識を得ることが大切です。やり方を間違ってしまうと、努力した結果が、カラダにとってマイナスに影響してしまうこともあるからです。

## 猫背になる要因

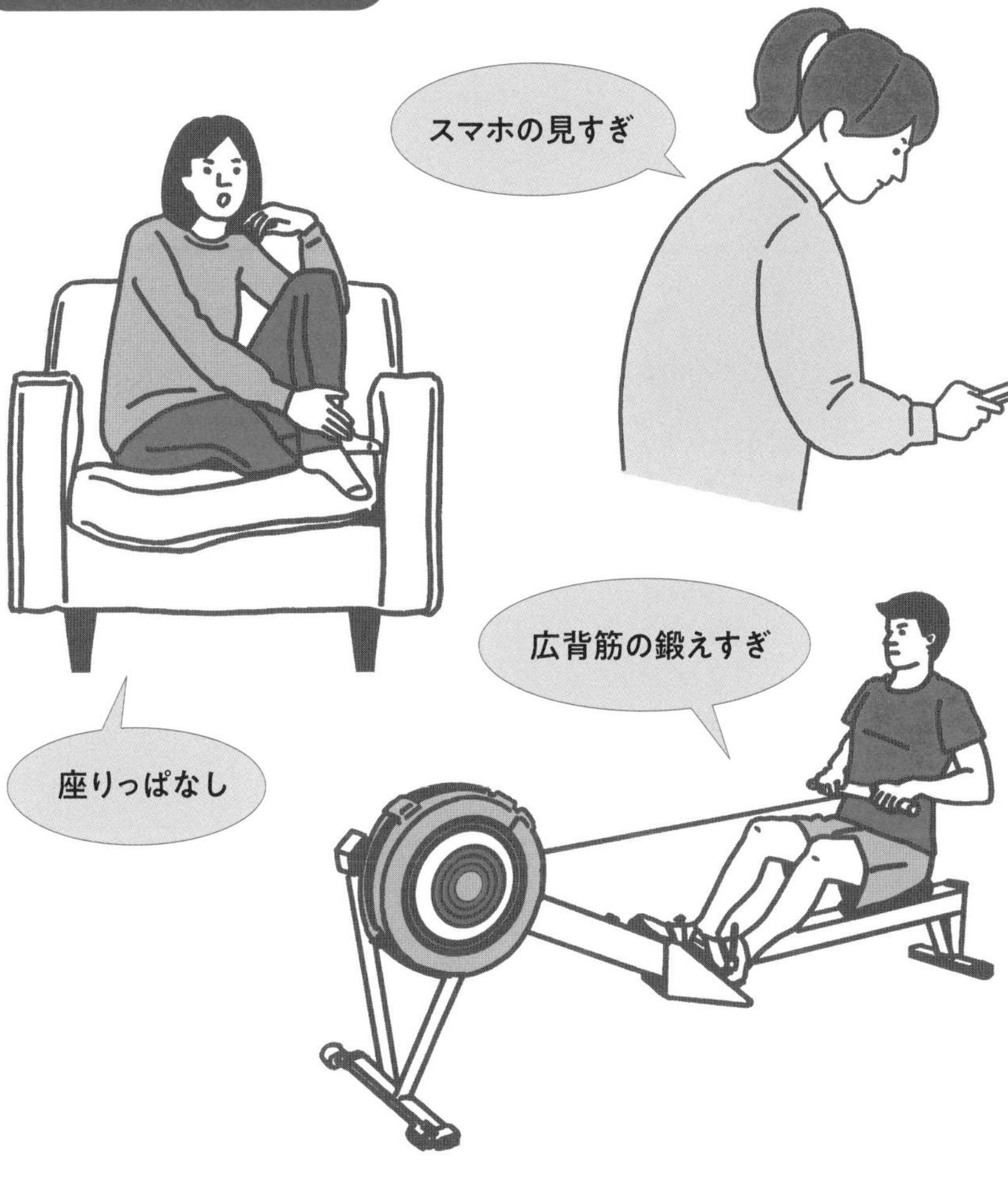


POINT

- 座りっぱなしで骨格が歪む
- 視線が下がる動作は猫背を誘発する
- 推進筋（広背筋など）の鍛えすぎが抗重力筋を衰えさせる

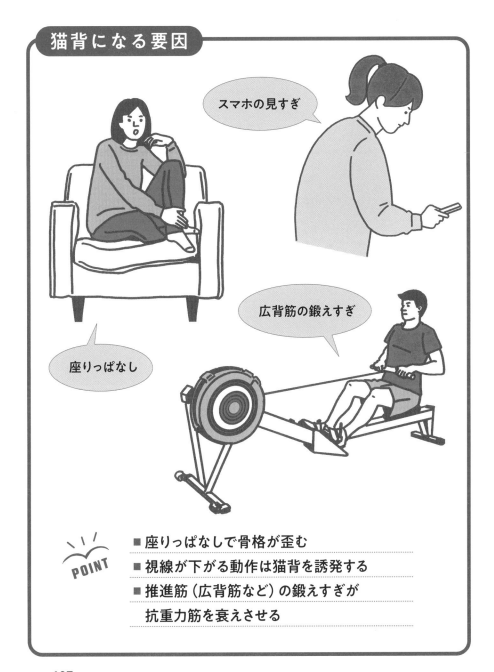

## 15分に1回立ち上がり抗重力筋をリセット

シドニー大学が行った「世界20か国における平日の総座位時間」という調査によると、日本はサウジアラビアと並んで「世界でもっとも座っている時間の長い国」だということが分かっています。

長時間座り続けると、カラダの骨格には徐々にズレが生じます。なぜなら、骨格は、カラダの表側と裏側の筋肉が均等に働くことで正しい位置を維持することができるからです。

座りっぱなしで背中が丸まっている時間が長いと、カラダが前に倒れないように必要以上に背筋が緊張します。そのため筋肉のバランスが崩れ、骨格も理想的な配列をキープできないのです。

また、座っているときは、カラダを支えるために存在する抗重力筋のスイッチが「オフ」になっています。極端な話、骨盤が椅子にのっかっているだけの状態なので、抗重力筋はどんどん弱くなり骨格にも歪みが生じていくのです。

とはいえ、一般的な社会人にとって「座っている時間を減らす」のは容易ではないでしょう。この問題は、「たまに立つ」というとても簡単な心がけで解消に導くことができます。

ただ「立つだけ」でも抗重力筋はリセット可能です。具体的には「15分に1回立ち上がる」ことが理想ですが、難しい場合は少なくとも30分に1回は椅子から立ち上がる習慣を身につけてほしいと思います。

## 15分に1回立つ習慣を身につけよう

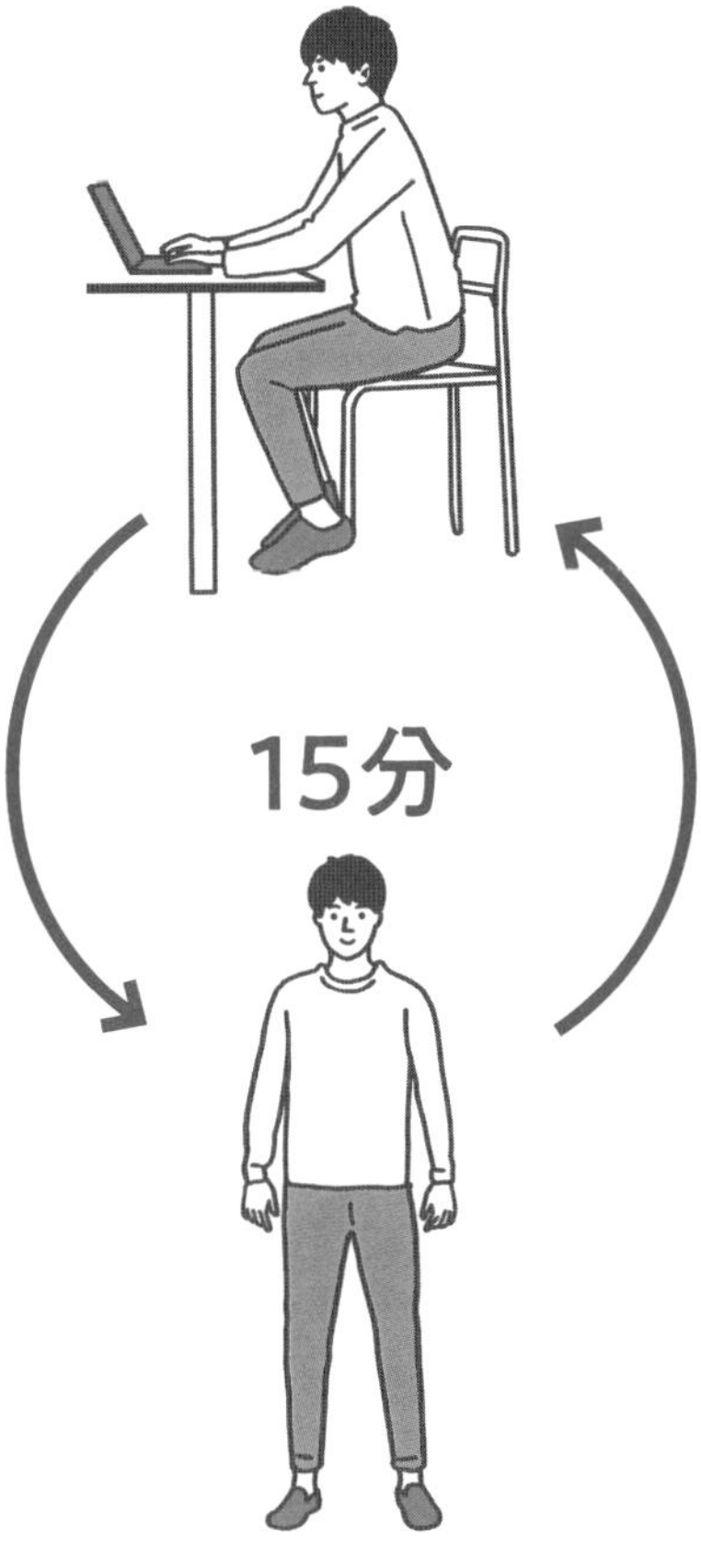


15分に一度、立ちあがることで抗重力筋はリセットされる。立っている時間は3分以上がベスト。軽く足踏みを行うと、より効果的だ。

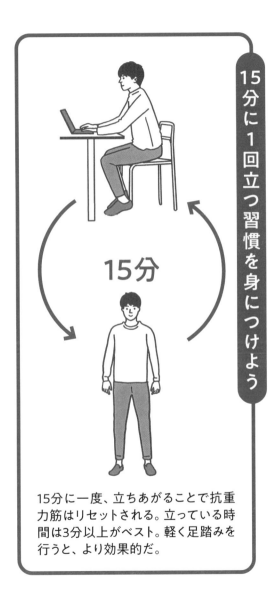

コラム❸ お尻と認知機能の関係性

# お尻の衰えが 認知機能に影響を与える

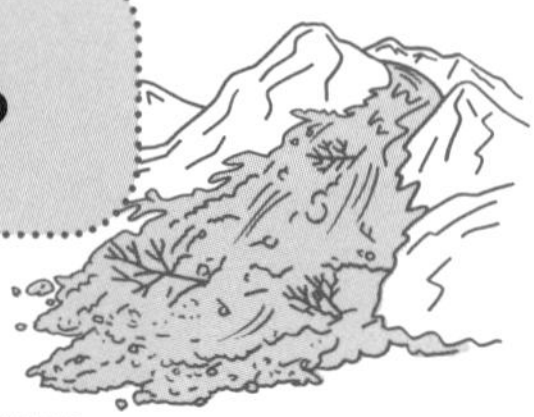

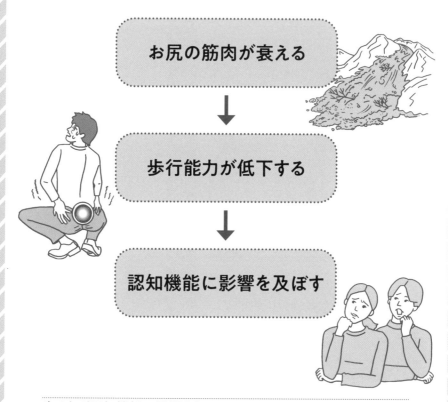

お尻の筋肉が衰える

↓

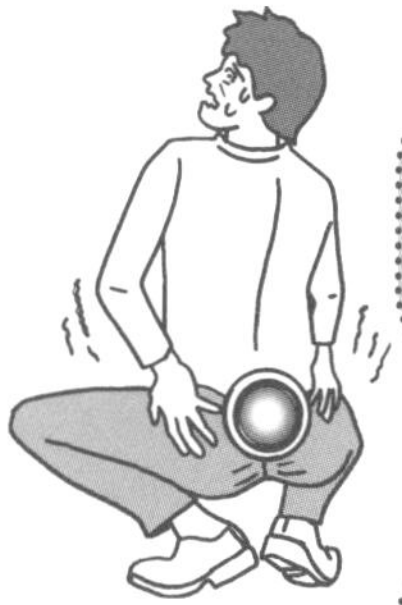

歩行能力が低下する

↓

認知機能に影響を及ぼす

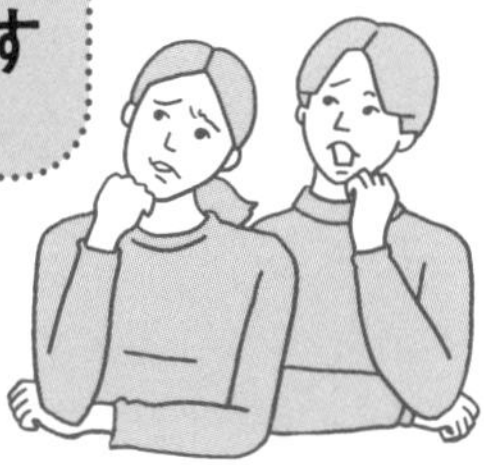

歩く力が認知機能に影響を与えるということは広く知られているのではないでしょうか。実際に、認知機能と「歩行時の歩幅の大きさ」や「歩行による脳内血流量」は深く結びついています。そんな「歩行能力」を司るのが「お尻」です。歩くためにもっとも必要な能力は「垂直姿勢維持能力」だと言われています。片足立ちで足を上げたり床を押す力を失うと、歩行できません。何歳になっても「垂直姿勢維持能力」を保つためには、お尻を退化させるわけにはいかないのです。

## 第４章

# タレ尻リセットのメリット

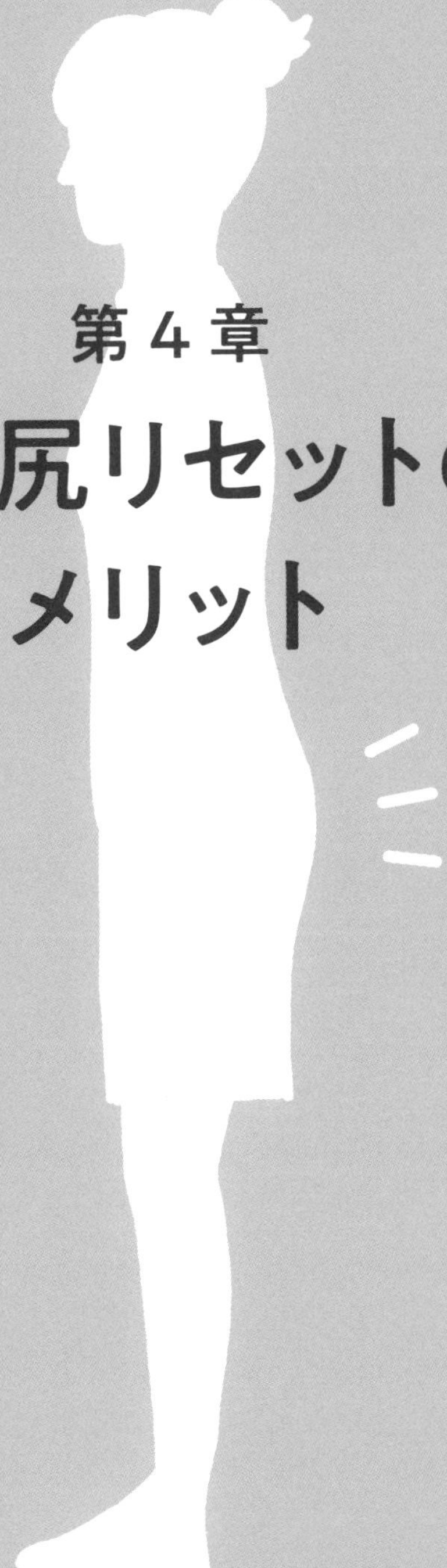

# タレ尻リセットがもたらすカラダを整える効果

歳を重ねるごとに、ヒトのカラダにはさまざまな変化が現れはじめます。

30代に入ると「異変」を感じ、40代になればそれが「違和感」となり、さらに50代ではカラダの変化を「確信」し、60代に差し掛かるころには「不安」へと変わっていくものです。

「人生100年時代」と謳われる現代。60代で感じた「不安」と、その後40年間付き合い続けなければならないと言っても過言ではありません。

実は、お尻年齢をリセットすることで、こういった「違和感」や「不安」のほとんどを取り除くことができます。どの世代においても、お尻が「衰える理由」は一緒だからこそ、お尻を鍛える「方法」も同じです。

若い世代は「健康」よりも「見た目」を大事にしたい人がほとんどでしょう。しかし「お尻」に限っては、見た目を変えることが健康にもつながります。

「あのとき鍛えておいてよかった」

そう思える日がきっと来るのではないでしょうか。

メリット❶

## 見た目年齢の若返り

一般的に、30代に差し掛かると、カラダのラインが崩れるなど体型に異変が生じはじめます。しかし、お尻を鍛えることで、見た目年齢の若返り化を図ることができるのです。

### ▼足長効果

お尻が発達している人は足が長く見えます。それは、お尻を鍛えることで「サイドヒップライン」の位置が自然とアップし「身長は変わらないのに、腰の位置が高くなる」という現象が起こるからです。

### ▼バストアップ効果

お尻が発達すると骨盤が前傾し、S字カーブが明確になります。S字カーブがつくられるとデコルテが自然と開くので、バストの位置が上がるのです。

肩を開くためには骨盤のポジションが大きく影響します。ヒトのカラダは骨盤の上に背骨がのっかっているので、骨盤のポジションによって背骨の形が変わるからです。

女性の方であれば、お尻を鍛えて骨盤の前傾を獲得すると「お尻の丸み」「腰の丸み」「背骨の曲線」「バストの丸み」が全て明確になります。曲線ラインが鮮明なほど女性らしさは強調されるもの。魅力的なカラダを手に入れる近道は「お尻を鍛えること」です。

### ▼力強さを感じる見た目に

お尻が発達している人に対して「パワフルで頼りがいのある」イメージを持つ人は多いでしょう。ハリのあるお尻は「力強さ」を連想させ、タレたお尻は「貧弱」さを醸し出します。力強い男性らしさを求める人は、お尻を鍛えることが必須です。

## メリット❷ カラダに起こる違和感を解決

40代に入ると、長く歩くことがツラくなったり、疲労が抜けづらくなったりと、少しずつカラダへの「違和感」を覚えるものです。

また、50代になると体力の低下を実感します。カラダのあちこちに「痛み」を感じる人も増えてくる時期です。

こういった「違和感」を解消するためには、お尻を鍛えることが有効です。

**▼疲労を感じづらくなる**

お尻が強ければ、お尻を使って「立つ」「歩く」「階段を上る、下りる」といった日常動作が行えます。「疲れ」や「だるさ」が抜けない人は、お尻以外の太ももやふくらはぎでカラダを支えている可能性が高いと言えます。

長時間カラダをまっすぐ支え続ける力を持つ抗重力筋の中でも、お尻はもっとも大きな筋肉です。そのため、お尻の筋肉が強いほど、そのほかの筋肉は省エネで働くことができます。結果的に、疲労感が感じにくくなるのです。

**▼パフォーマンス力がアップする**

普段「ゴルフ」「ランニング」「サーフィン」といったスポーツを楽しんでいる人の中には、歳を重ねるごとにパフォーマンス力が落ちてきたと感じる人もいるでしょう。

お尻の筋肉は、カラダのバランスを維持したり、高く跳んだり、速く走ったりする際に働きます。お尻を発達させることで、あらゆるスポーツの場面で大きな力を発揮してくれるようになるでしょう。

▼代謝アップ

お尻が強い人は、片方の足を大きく前に出して「大股」で歩くことができます。「大股歩き」が自然にできるようになると、負担をかけずにカラダをダイナミックに動かす習慣が身につきます。そのため自然と代謝が向上していくのです。

## メリット❸ カラダに起こる痛みを改善に導く

60代になれば、体力面や歩行能力に不安を感じる人が増えてきます。

下半身にかかわる異変は、普段の姿勢や生活スタイルが「ヒザ、腰、股関節」に過度な負担をかけているからです。

歩行動作だけでなく日常動作を不都合なく行うためにも、お尻を鍛えて関節への負荷を減らすことが得策だと言えます。

## ▼腰痛の予防と改善

「洋梨タイプ（反り腰姿勢）」や「扁平タイプ（平背姿勢）」と判断された人は、腰痛になりやすい傾向にあります。

お尻を構成する筋肉で最大・最強の筋肉である大臀筋は、上半身を支えて全身の垂直姿勢を維持する働きを担っています。

大臀筋の中でも上部と中部が衰えると反り腰に、中部と下部が弱くなると扁平腰が引き起こされやすくなります。また大臀筋をサポートし股関節の安定に深くかかわる中臀筋も、前部が衰えると扁平腰に、後部が衰えると反り腰が生じやすくなります。

このことから、お尻全体を鍛えて理想的な姿勢を維持することが、腰痛を予防することにつながるのです。

## ▼変形性股関節症の予防と改善

股関節に痛みが生じたり、可動域が制限されて日常動作をスムーズに行えなくなる「変形性股関節症」は、骨盤が正しい位置にないことが原因で起こります。

変形性股関節症には一次性と二次性があり、前者は、主に骨盤の後傾姿勢が要因です。後者は、先天性であるケースが90パーセントを占めますが、骨盤の過度な前傾姿勢（極端な内股姿勢など）が要因となって起こることもあります。

一次性変形性股関節症になりやすい姿勢は「扁平タイプ」と「雪崩タイプ」の人です。お尻を構成する筋肉を鍛えて骨盤の位置を整えれば、股関節の痛みも改善できるでしょう。

## ▼変形性膝関節症の予防と改善

87ページで解説したように「O脚」や「X脚」の原因はお尻の退化によるものです。お尻の筋肉が衰えて「O脚」や「X脚」になると、膝関節に大きな負担をかけてしまいます。

O脚やX脚を放置しておくと「変形性膝関節症」が発症し、次第に痛みが増加します。日常動作に影響を及ぼすだけでなく、歩行能力も落ち、それに伴って代謝機能も低下します。高血圧や糖尿病といった各種疾患につながるなど、負の連鎖がはじまってしまうのです。

お尻年齢をリセットすることで、股関節、膝関節、足関節が一直線上に並んだ理想的な姿勢をつくりだすことができます。

本書で紹介している「ベビーステップ7」の実践によって、一生歩けるカラダを手に入れることもできるのです。

**松尾タカシ**（まつお・たかし）
1968年、佐賀県生まれ。長年のフィットネストレーナーとしての経験から、機能解剖学上でも大変重要な意味を持つ「おしり」に着目。おしりの筋肉を鍛えることによって、身体機能を活性化しながら姿勢を正して、身のこなしを美しく変えていく独自のメソッド“Progress Body”を開発。プライベートおよびグループレッスン、企業向けレッスンを行うほか、オリジナルの健康グッズの開発も手掛ける。ACSM EP-C（アメリカスポーツ医学会認定 運動生理学者）、NSCA CSCS（ナショナルストレングス&コンディショニング協会認定 ストレングス&コンディショニングスペシャリスト）、JCCA MT（日本コアコンディショニング協会認定 マスタートレーナー）。

ブックデザイン　ニマユマ
編集　岩元綾乃（株式会社多聞堂）
イラスト　KAZMOIS、庄司猛
写真　勝又寛晃

カラダがみるみる整う!
# お尻年齢リセット術

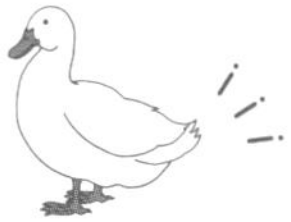

2023年5月5日　初版第1刷発行

著者　松尾タカシ
発行者　廣瀬和二
発行所　株式会社日東書院本社
〒113-0033 東京都文京区本郷1丁目33番13号　春日町ビル5F
phone：03-5931-5930（代表）
fax：03-6386-3087（販売部）
URL：http://www.TG-NET.co.jp
印刷・製本　図書印刷株式会社

本書の無断複写複製（コピー）は、著作権上での例外を除き、
著作権、出版社の権利侵害となります。
乱丁・落丁はお取り替えいたします。小社販売部までご連絡ください。
Copyright © 2023 Progress Body All Rights Reserved.
ISBN 978-4-528-02386-4 C2077